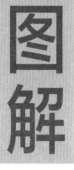

图解

飞秒激光小切口
角膜基质透镜取出术
围手术期管理

主　编　夏丽坤

副主编　马　晶　　任雪文

上海科学技术文献出版社
Shanghai Scientific and Technological Literature Press

图书在版编目（CIP）数据

图解飞秒激光小切口角膜基质透镜取出术围手术期管理 / 夏丽坤主编 . —上海：上海科学技术文献出版社，2021

ISBN 978-7-5439-8312-0

Ⅰ . ①图… Ⅱ . ①夏… Ⅲ . ①眼外科手术—围手术期—护理 Ⅳ . ① R473.77

中国版本图书馆 CIP 数据核字 (2021) 第 061134 号

责任编辑：付婷婷
封面设计：袁　力

图解飞秒激光小切口角膜基质透镜取出术围手术期管理
TUJIE FEIMIAO JIGUANG XIAOQIEKOU JIAOMO JIZHI TOUJING QUCHUSHU WEISHOUSHUQI GUANLI
主编　夏丽坤　副主编　马　晶　任雪文
出版发行：上海科学技术文献出版社
地　　址：上海市长乐路 746 号
邮政编码：200040
经　　销：全国新华书店
印　　刷：上海华教印务有限公司
开　　本：720mm×1000mm　1/16
印　　张：7.5
字　　数：115 000
版　　次：2021 年 5 月第 1 版　2021 年 5 月第 1 次印刷
书　　号：ISBN 978-7-5439-8312-0
定　　价：48.00 元
http://www.sstlp.com

主 编 简 介

夏丽坤,教授,主任医师,医学博士,博士研究生导师。现任中国医科大学附属盛京医院眼科教研室主任,眼科近视治疗中心主任,国际屈光手术(International society of refractive surgery, ISRS)会员,中华医学会激光医学分会委员,辽宁省医学会激光医学分会主任委员,辽宁省医学会眼科学分会副主任委员,中国医师协会屈光手术专委会委员,中国微循环学会眼微循环分会屈光学组委员,中国女医师协会屈光白内障学组委员,辽宁省医师协会眼科医师分会副会长,辽宁省生命科学学会眼科学研究会副会长,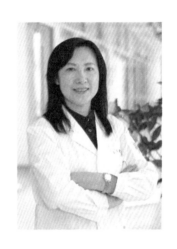
东北角膜眼表和眼库专业委员会副主任委员,辽宁省中小学生近视眼防控工作咨询委员会专家,国家科技奖评审专家,国家自然科学基金评审专家,中国博士后科学基金评审专家。从事眼科临床教学科研工作28年,主要致力于近视激光角膜屈光手术,是国内最早一批从事全飞秒激光手术治疗近视的眼科专家,擅长SMILE手术和准分子激光个性化手术。主持并完成了10余项国家自然科学基金等科研项目,以通讯作者发表学术论文100余篇,培养博士、硕士研究生30余人。

 前 言

目前,世界范围内近视人群正快速增长,尤其是在东南亚地区,高中生的近视发病率已经超过了 80%,其中,高度近视发病率接近 10%,严重影响青少年的求学、择业及日常生活。我国青少年近视发病率也呈逐年上升趋势,我国儿童青少年近视率已经位居世界首位。国家卫生健康委、教育部、财政部联合核定我国各省份 2018 年近视率,结果显示,2018 年全国儿童青少年总体近视率为 53.6%,6 岁儿童近视率为 14.5%,小学生近视率为 36.0%,初中生近视率为 71.6%,高中生近视率为 81.0%。近视对青少年的影响是一生的,我国学生近视呈现高发、低龄化趋势,严重影响孩子们的身心健康。这是一个关系国家和民族未来的大问题,必须高度重视,不能任其发展。全社会都要行动起来,共同呵护好孩子的眼睛,让他们拥有一个光明的未来。

2019 年岁末,新型冠状病毒席卷神州大地,严重扰乱了人们的正常生活,人们开始居家隔离,孩子们接受大规模线上教学,孩子们的视力受到严重影响。据教育部对 9 省份 14 532 人的调研显示,疫情这半年来学生近视率增加了 11.7%,其中小学生近视率增加了 15.2%、初中生近视率增加了 8.2%、高中生近视率增加了 3.8%。青少年近视防控箭在弦上,全社会应该共同关注、共同解决青少年近视问题。

最新研究数据显示,我国近视人数已经达到 6 亿。厚重的眼镜不仅给近视患者的日常生活带来诸多不便,而且影响了他们对特殊职业的选择。因此,越来越多的近视患者寻求通过近视手术摘掉眼镜。近视激光角膜屈光手术在我国始于 1993 年,从最初的准分子激光屈光性角膜切削术(photorefractive keratectomy,PRK),到飞秒激光辅助的准分子激光原位角

膜磨镶术（femtosecond laser-assisted laser in situ keratomileusis，FS-LASIK），再发展到目前的飞秒激光小切口角膜基质透镜取出术（femtosecond laser small incision lenticule extraction，SMILE），这体现了科学技术的进步及人们对近视激光角膜屈光手术的安全性、有效性、精准性的不懈追求。SMILE 矫正近视始于 2011 年，我国几乎与世界同步开展了 SMILE 手术。截至 2016 年，SMILE 手术已经通过了世界四大医疗技术安全认证体系（美国 FDA、欧洲 CE、中国 CFDA、日本厚生省）认证。SMILE 是应用飞秒激光在角膜基质扫描形成光学透镜，并将透镜从由飞秒激光制作的角膜周边 2 mm 小切口取出，用以矫正近视、散光等屈光不正的一种手术方式。SMILE 与传统激光角膜屈光手术比较，不再需要制作角膜板层瓣，不再需要准分子激光辅助，手术一步完成，微创、无痛、恢复快，角膜生物力学更稳定。SMILE 开创了微创角膜屈光手术的先河，手术更安全，然而，围手术期的管理显得更加重要。

　　围手术期是围绕手术的一个全过程，从患者决定接受手术治疗开始，到手术治疗直至基本康复，包含手术前、手术中及手术后的一段时间。具体是指从确定手术治疗时起，直到与这次手术有关的治疗基本结束为止，普通外科手术的围手术时间在术前 5～7 天至术后 7～12 天，而 SMILE 术后激素类眼药水使用时间往往持续至术后 1 个月。所以，严格意义上来讲 SMILE 围手术期的术后随访时间至少到术后 1 个月。SMILE 围手术期管理包含术前检查、手术评估、预防用药、患者教育、术前告知、手术设计、参数输机、系统测试、无菌准备、手术技巧、术中并发症预防、术后告知、用药指导、术后并发症预防及处理等。

　　作为国内最早一批开展 SMILE 手术的医院，中国医科大学附属盛京医院近视手术团队在围手术期管理方面，积累了丰富的临床经验。本书以精炼的文字配合图片向读者提供一种易于学习和推广的 SMILE 围手术期流程和手术技巧，希望可以为从事 SMILE 手术的医护人员提供借鉴和帮助。同时，书中的后续篇向广大的近视人群提供近视防控的参考。由于编撰缺乏经验，书中难免有不足之处，恳请各位前辈及读者批评指正，不吝赐教。

夏丽坤

2021 年 3 月于沈阳

目　录

一、概 论

1. 激光角膜屈光手术方式及展望

激光角膜屈光手术方式通常分为两类：激光表层角膜屈光手术和激光板层角膜屈光手术。

1.1 激光表层角膜屈光手术

激光表层角膜屈光手术是指以机械、化学或激光的方式去除角膜上皮，或者机械制作角膜上皮瓣后，在角膜前弹力层表面及其下角膜基质进行激光切削，包括：准分子激光屈光性角膜切削术（photorefractive keratectomy，PRK）、准分子激光上皮下角膜磨镶术（laser subepithelial keratomileusis，LASEK）、机械法-准分子激光角膜上皮瓣下磨镶术（epipolis-laser in situ keratom ileusis，Epi-LASIK）及经上皮准分子激光角膜切削术（Trans-epithelial photorefractive keratectomy，TPRK）。

1.1.1 准分子激光屈光性角膜切削术

自 1986 年 John Marshall 和 Stephen Trokel 首先提出用准分子激光将角膜前表面重新塑形以来，世界上已有众多近视眼通过 PRK 得到矫正。其基本方法是：在去除上皮的角膜表面，直接以准分子激光切削，达到降低角膜前表面中央区曲率、增加角膜前表面曲率半径和降低角膜屈光力的效果。由于 PRK 在角膜表面切削，术后因角膜上皮的损伤和前弹力层的缺失可能会造成手术后患者的疼痛和角膜上皮下浑浊(haze)等不良反应,同时对于高度近视的矫正容易屈光回退。

1.1.2 酒精法准分子激光上皮下角膜磨镶术

1999 年,意大利医生 Camellin 首次提出准分子激光上皮下角膜磨镶术(laser-assisted subepithelial keratomileusis,LASEK)这一术语。LASEK 手术过程是:首先使用 20％的乙醇(酒精)浸润并松解角膜上皮与前弹力层间的粘连,应用上皮铲制作上皮瓣,然后掀开上皮瓣对角膜进行切削,切削后再把上皮瓣复位,并配戴角膜绷带镜加以保护。LASEK 与 PRK 比较,因上皮瓣的存在,术后角膜反应轻微、疼痛轻,角膜发生 haze 的概率降低,但 LASEK 与 PRK 手术一样,都属于表层切削,适用于低中度近视的矫正,而且术中使用的乙醇溶液存在角膜组织毒性的问题。

1.1.3 机械法准分子激光上皮下角膜磨镶术

1999 年,意大利医生 Massimo Camellin 综合 PRK 和 LASIK 手术的各自优势,首次提出了机械法准分子激光上皮下角膜磨镶术(epipolis laser in situ keratomileusis,Epi-LASIK)。Epi-LASIK 使用角膜机械上皮刀钝性分离角膜上皮层与前弹力层之间的连接,制作带蒂的上皮瓣,掀开上皮瓣进行切削,而后将角膜上皮瓣复位并配戴角膜绷带镜。Epi-LASIK 与 LASEK 的区别是不用乙醇,角膜组织没经过乙醇的化学损害,基底膜完整,恢复更快。Epi-LASIK 的关键技术是制作一个完整的活性上皮瓣,活性上皮瓣的病理生理学依据在于角膜上皮基底膜的完整性和上皮瓣细胞器的活性。术后上皮瓣可以立刻重建有效的上皮屏障,不仅起到机械性保护作用,同时阻止泪液中细胞因子对角膜基质的炎性作用。Epi-LASIK 与 LASEK 手术一样仅适用于低中度近视的矫正。

1.1.4 经上皮准分子激光角膜切削术

2009 年,德国 SCHWIND 公司推出了第一台经上皮准分子激光角膜切削术(trans-epithelial photorefractive keratectomy,TPRK)准分子激光设备。TPRK 属于准分子激光表层切削术,采用准分子激光同时去除角膜上皮、前弹力层和前部基质层,改变角膜形态,达到矫正屈光不正的目的。TPRK 应用准分子激光去除角膜上皮,无任何机械或化学刺激,无负压吸引,降低感染的风险。TPRK 手术仅适用于近视不超过−8.00D,散光不超过 6.00D 的患者,在矫正范围上仍存在局限性。TPRK 存在术后疼痛、角膜haze、角膜瘢痕及长期应用激素诱发眼压升高等不良反应及并发症。

1.2　激光板层角膜屈光手术

激光板层角膜屈光手术通常指以机械刀或飞秒激光辅助制作角膜板层瓣的准分子激光原位角膜磨镶术(laser in situ keratomileusis, LASIK),也包括仅以飞秒激光完成角膜基质微透镜并取出的飞秒激光小切口基质透镜取出术(femtosecond small incision lenticule extraction, SMILE),是目前激光角膜屈光手术的主流术式。

1.2.1　准分子激光原位角膜磨镶术

LASIK 一词全称是 laser-assisted in situ keratomileusis,从字面上就描述了这一屈光手术的技术特点,即角膜基质层面的准分子激光角膜磨镶术。1990 年,希腊教授 Pallikaris 引入鼻侧角膜蒂的概念,即现代 LASIK 技术。LASIK 术中用特制的板层刀制作一个带蒂的角膜瓣(包括上皮层、前弹力层和浅层基质),掀开角膜瓣后在暴露的角膜基质内(原位)进行激光消融,最后将角膜瓣复位。此技术由于操作简单、安全且不破坏上皮层和前弹力层,较好地保留了角膜组织结构,是屈光手术领域的革命性进步。LASIK 手术方式,因为它的可预测性、精确性及恢复快、疼痛轻、术后屈光状态稳定等特点,逐渐被临床医生广泛应用。LASIK 技术将屈光矫正范围扩大,近视矫正到−12.00D,散光矫正到 6.00D。LASIK 并发症主要与角膜瓣有关,如术中角膜瓣破碎、薄瓣、纽扣孔、游离瓣、瓣偏位等角膜瓣制作不良的问题,以及存在术后眼球受外伤导致角膜瓣移位的隐患。

1.2.2　飞秒激光辅助的准分子激光原位角膜磨镶术

2006 年,韩国 Kim 教授首次将飞秒激光用于 LASIK 手术制瓣,就这样完成了第一例飞秒激光辅助的准分子激光原位角膜磨镶术(femtosecond laser-assisted in situ keratomileusis，FS-LASIK)，也就是我们所熟知的"半飞秒"手术。手术中用飞秒激光代替角膜刀在角膜上制作角膜板层瓣，飞秒激光的非线性光爆破作用可将组织汽化，在角膜基质层产生连续气泡，气泡互相融合形成一个分界面将角膜瓣和基质床分隔开形成瓣膜，掀开角膜板层瓣后用准分子激光在角膜基质床进行屈光性消融，然后再将角膜瓣复位，完成 FS-LASIK 手术。与角膜刀相比，飞秒激光制作角膜板层瓣，避免了刀片的医源性感染及机械刀制瓣过程术中的相关并发症，同时飞秒激光制作的角膜瓣个性化、精确度更高，极大地提高了手术的精准性和安全性。但不可回避的是，FS-LASIK 仍然无法避免角膜板层瓣术后存在的远期安全隐患。

1.2.3 飞秒激光小切口基质透镜取出术

2011 年，飞秒激光小切口基质透镜取出术(femtosecond small incision lenticule extraction，SMILE)问世，我国几乎与世界同步开展了 SMILE 手术。SMILE 是应用飞秒激光在角膜基质扫描形成光学透镜，并将透镜从由飞秒激光制作的角膜周边 2 mm 小切口取出，用以矫正近视、散光等屈光不正的一种手术方式。SMILE 与传统激光角膜屈光手术比较，不再需要制作角膜瓣，不再需要准分子激光辅助，手术一步完成，微创、无痛、恢复快、角膜生物力学更稳定。SMILE 开创了微创角膜屈光手术的先河，手术更安全。然而，SMILE 围手术期的管理也更加重要，这也是本书介绍的重点。

1.3 激光角膜屈光手术展望

激光角膜屈光手术在我国始于 1993 年，从最初的准分子激光屈光性角膜切削术(PRK)，到飞秒激光辅助的准分子激光原位角膜磨镶术(FS-LASIK)，再发展到目前的飞秒激光小切口角膜基质透镜取出术(SMILE)，这都体现了科学技术的进步及人们对激光角膜屈光手术的安全性、有效性、精准性的不懈追求。迄今为止，我国 SMILE 手术量已超过 230 万例，占到全世界手术总量的一半以上，但还有极少数患者无法到达良好的视觉质量，这时刻鞭策着我们去探索解决方案，让手术能更加精准和完美。SMILE 手术与其他激光角膜手术的不同之处不仅仅在于手术方式的差异，还在于其手术过程中制造了一枚角膜基质透镜。在角膜资源稀缺的当前环境下，如何更好地利用这枚透镜为其他角膜病变患者提供帮助，被广泛关注。角膜基质透镜再利用的研究目前还开展较少，加强基础研究，进一步将其有效地应用于临床，我们还有很长的路要走。角膜基质透镜的再利用将为 SMILE 手术的发展及进步注入新的活力，让 SMILE 手术不再仅仅服务于近视患者，而是可以为更多角膜疾病的患者提供帮助。

2. 飞秒激光的基本原理及对角膜组织的作用机制

2.1　飞秒激光的基本原理

飞秒是时间概念，1 飞秒(femto-second, fs)等于 1×10^{-15} 秒，飞秒激光是一种以脉冲形式运转的红外线激光。激光不仅脉冲时间非常短，且聚焦强度较大，可以精确聚焦于透明或半透明组织的内部，通过光致破裂作用，对组织加工切削，很少将热量和振动传导至周围组织，较少引起周围组织的损伤。

2.2　飞秒激光对角膜组织的作用机制

飞秒激光作用于角膜组织可致等价离子介导的切除。飞秒激光以几个微焦的能量聚焦于指定角膜深度，瞬间在极小的空间里产生极高的能量密度，使角膜组织电离为等离子体。等离子体和自由电子的高温使角膜内聚焦区周围组织发生汽化作用，产生高温高压的气泡，气泡中的水和二氧化碳剧烈膨胀并伴随冲击波产生，由于周围正常组织的压力作用，使水和二氧化碳不能继续扩张后再次压缩，气泡内温度和压力再次升高引发膨胀，循环往复直至能量被消耗，空泡中的水和二氧化碳被周围组织及内皮泵吸收，最后空化后形成空泡。当多个聚焦点在角膜内发生空化时，空化所形成的空泡互相靠近融合，继而使角膜组织之间分离(图 2 - 1)。空泡的大小取决于飞秒激光的脉冲能量和点设置。

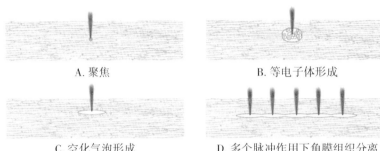

A. 聚焦　　　　　　　　　　　B. 等电子体形成

C. 空化气泡形成　　　　　D. 多个脉冲作用下角膜组织分离

图 2-1　飞秒激光作用于角膜组织

3. SMILE 手术基本原理及手术过程

3.1　SMILE 的基本原理

飞秒激光小切口基质透镜取出术（femtosecond small incision lenticule extraction，SMILE）是应用飞秒激光在角膜基质扫描形成光学透镜，并将透镜从由飞秒激光制作的角膜周边 2 mm 的小切口取出，用以矫正近视、散光等屈光不正的一种手术方式。

SMILE 手术的基本原理：飞秒激光聚焦于角膜基质，根据屈光度类型和程度做基质透镜成型并将其从飞秒激光形成的小切口取出，使角膜表面曲率改变以矫正各类屈光不正。近视为凸透镜成型及取出，散光矫正是在透镜的下方做椭圆形的成型及取出，为方便透镜取出，术中通常附加一个基底厚度（图 3-1）。

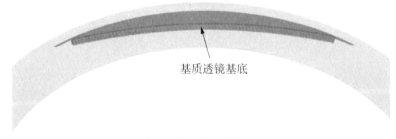

基质透镜基底

图 3-1　附加透镜基底厚度

SMILE 在矫正单纯球镜时不存在过渡区，在散光矫正时过渡区为 0.1 mm，切削区呈椭圆形，通过改变透镜形状调整散光的矫正，例如当散光轴位为 180°时，切削区呈现竖椭圆形(图 3-2)。SMILE 矫正散光的精确性主要取决于负压吸引环接触到患者角膜上一瞬间的中心定位(图 3-3)。负压吸引后为完全的零距离接触，不易出现准分子激光消融切削时由于眼球转动造成的偏心现象，而且避免了屈光度矫正受温度、湿度等环境因素的影响。因此，在激光扫描过程中不再需要主动的眼球跟踪系统。

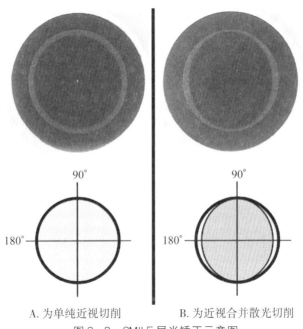

A. 为单纯近视切削　　　　　B. 为近视合并散光切削

图 3-2　SMILE 屈光矫正示意图

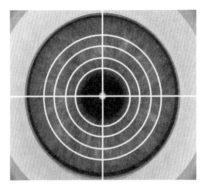

图 3-3　中心定位

$$l(r) = \sqrt{R_1^2 - r^2} - \sqrt{R_f^2 - r^2} + \sqrt{R_f^2 - (S/2)^2} - \sqrt{R_1^2 - (S/2)^2}.$$

屈光度矫正的大小取决于透镜的厚度,透镜的厚度需要依据 Munnerlyn 公式进行计算: $l(r)$ 代表角膜切削厚度,r 代表瞳孔平面中任意点到瞳孔中心的距离,R_1 代表术前角膜前表面曲率半径,R_f 代表术后的曲率半径,S 代表光学区直径。

3.2 SMILE 的手术过程

(1) 手术前 2～5 分钟进行眼表局部麻醉,结膜囊内滴入眼用表面麻醉剂 2 次或 3 次,每次 1 滴。

(2) 按常规铺手术巾,必要时粘贴睫毛。

(3) 选用一次性无菌治疗包(负压吸引环),并进行必要核对和正确连接。分别将其连接于激光发射窗口和治疗控制面板上,注意将负压吸引环连接管放置于双眼的颞侧处。

(4) 选择治疗模式,根据治疗屏幕的治疗程序,开始治疗步骤。

(5) 开睑器开睑,去除手术区多余水分。

(6) 确认摆正头位,让患者注视上方绿色注视光,术者借助手术显微镜和操纵杆进行准确对位。开始时以治疗照明影像、镜下的绿色固视光及瞳孔中心为相对参照物。

(7) 通过调整,使参照物恰好位于负压环上接触镜的中央,确认两者的对位和吸引是否正确,不合适时可以重新对位和吸引,水印达 80%～90% 时启动负压固定眼球。

(8) 再次确认中心对位和吸引是否正确,不合适时可重复操作直至满意为止。

(9) 开始激光扫描。扫描顺序如图(图 3 - 4,图 3 - 5)。

① 透镜后表面的切削。

② 透镜的侧切。

③ 透镜前表面的切削。

④ 角膜 2 mm 小切口的侧切。

(10) 在手术显微镜下确认切口和透镜完成后,用合适的手术器械分离

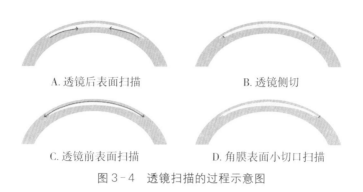

A. 透镜后表面扫描　　　　　　　B. 透镜侧切

C. 透镜前表面扫描　　　　　　　D. 角膜表面小切口扫描

图 3-4　透镜扫描的过程示意图

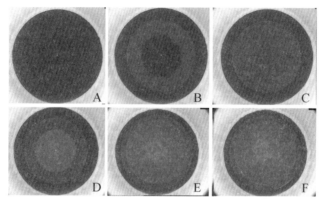

A. 开始扫描前；B. 透镜后表面扫描；C. 透镜侧切；D. 透镜前表面
扫描；E. 透镜前表面扫描完成；F. 角膜表面小切口侧切

图 3-5　透镜扫描的过程

并取出角膜基质透镜。

① 分离透镜：分离角膜切口，随后分离透镜边缘的前部及后部，之后分离透镜的前表面（角膜帽的下方），再分离透镜的后表面。

② 从小切口小心取出透镜，透镜取出后确认角膜基质透镜的完整性。

（11）适当冲洗，拭干并仔细对合角膜切口。

二、术前篇

4. 接诊患者与病史采集

4.1 接诊患者

初次来到屈光手术中心的患者,都是打算通过屈光手术摘掉眼镜,但绝大多数人并不了解自己是否适合手术以及哪种手术方式更安全,或者还在犹豫到哪个屈光中心做手术更好。因此,最初接诊患者的医护人员非常关键,他们与患者的有效沟通,可能帮助患者下决心,是马上做术前检查还是下次再来,或者去了其他屈光中心。在与患者简短的沟通过程中,要让患者了解目前矫正近视的多种手术方式及各种式的优缺点,当提到飞秒激光手术时,用"微创、小切口、恢复快、更安全"就能够概括 SMILE 手术的优势。患者一旦下决心进行术前检查,需要马上建立初诊病志(表 4 - 1)并采集病史。

4.2 病史采集

一般病史包括患者基本信息、屈光不正及其矫正史、屈光度稳定状态、配戴角膜接触镜时间及停戴时间、眼部疾病与手术史、家族史、过敏史及全身病史等。详细询问病史有助于发现特殊患者群体(如瘢痕体质、慢性青光眼、甲亢等),以便针对性地完善相关检查,发现并排除手术禁忌,提高手术的安全性及有效性。

表 4-1 SMILE 初诊病志

No:　　　　　　　　　　　　　　　　　　　　　　　　年　　月　　日

| 姓名：　　性别：　　年龄：　　（出生：　年　月　日）职业： |
| 住址：　　　　　　　　　　　邮编：　　电话： |
| 病史：近视、远视、散光　　年,戴镜　　年(右　　　　左　　　　) |
| 　　　稳定　年,角膜接触镜　年,停戴　月　其他屈光手术：　年　术式： |
| 家族史：　　　　　　过敏史：　　　　　全身病： |

术前检查	右眼			左眼		
视力	裸眼	矫正	近	裸眼	矫正	近
主视眼						
外眼及眼前节						
瞳孔直径(mm)						
眼底						
角膜曲率　K1						
K2						
dK						
角膜厚度(μm)						
眼位						
眼轴(mm)						
眼压(mmHg)						
散瞳检影						
电脑验光						
主觉验光						
复检试镜						
球柱折算						
其他						
医师签名						

采集病史的注意事项

（1）SMILE 手术要求术前屈光度相对稳定（在过去一年内屈光度数变化≤0.50D）。在询问患者屈光不正病史时，部分患者对既往所配戴的眼镜度数不清楚，或对最近一年内屈光度数是否波动含糊不清，此时需要追问患者最近 2 次更换眼镜的时间间隔及每次配镜时视力矫正程度，并简单测试一下患者目前所戴眼镜的矫正视力，大概可以推算出患者屈光状态是否稳定。

（2）在询问角膜接触镜配戴史时，要详细询问角膜接触镜的种类及配戴时间长短。近期配戴角膜接触镜的患者，尤其是戴硬性透氧型角膜接触镜（rigid gas permeable contact lenses，RGP 隐形眼镜。简称 RGP 镜）及角膜塑形镜（orthokeratology lenses，OK 镜）的患者，其角膜曲率测量结果的准确性会受到极大的影响，验光度数的精确性也会大打折扣，同时由于泪膜和角膜上皮状态欠佳，可能导致术中飞秒激光扫描质量欠佳、透镜分离困难等情况发生。故建议术前软性球镜宜停戴 1 周以上，软性散光镜及硬镜停戴 3 周以上，角膜塑形镜停戴 3 个月以上，且需停戴接触镜至角膜无水肿、屈光状态和角膜地形图稳定后方可进行手术。

（3）在询问全身疾病史时，不要忽略了精神、心理疾病史。正在服用抗抑郁药物的患者，不适合马上接受近视手术。同时，对于日后可能引起眼睛病变的高血压、糖尿病、风湿免疫病、甲亢等全身疾病也要仔细询问，且术前需要反复与患者沟通、慎重对待。

（4）对于既往眼压偏高、可疑青光眼的患者，需要进一步完善相关检查（如视野、房角镜、视盘 OCT 等），以便确诊及个性化调整围手术期激素眼药水用量及术后眼压的随访。

（5）药物不良反应及过敏史的询问。除了常规青、链霉素等药物，不要忽略表面麻药（比如普鲁卡因、利多卡因等）是否过敏，以及是否有过敏性鼻炎等。如果有过敏性鼻炎，术后需要加强激素眼药水的使用量及使用时间。

5. 术前检查与手术评估

5.1 角膜屈光手术的常规检查项目及意义

5.1.1 裸眼远、近视力及主视眼

(1) 裸眼远、近视力

裸眼视力检查是屈光手术最基本的检查,包括远视力、近视力检查。在初始检查中,远、近视力的不同可以给检查者不同的信息。如远、近视力均下降,则可能存在某种眼部病理性疾病;若远视力下降,近视力正常,则可能是近视或散光,基本可以排除非屈光不正造成的视力影响;若远视力正常,而近视力下降可能与调节功能下降有关。

(2) 主视眼

主视眼(又称注视优势眼)是人们被迫(比如射击和摄影)用一眼注视时所使用的那只眼。术前明确患者主视眼,有利于手术设计时个性化调整双眼屈光度的附加量,尤其对于年龄偏大、近视又老化的患者,确保患者术后主视眼的远视力优于非主视眼。主视眼检查常用的方法是被检查者用自己的手做一个边长约5 cm的三角形,其双臂向前完全平伸,双眼同时睁开,通过这个三角来看一个视标,我们用遮盖片遮盖左眼,被检者手臂不动,说明右眼为主视眼,若移动,则左眼为主视眼。

5.1.2 主、客观验光与最佳矫正视力

验光(refraction)是屈光手术术前最重要的检查项目之一。验光是为了获取患者精确的屈光度,用于指导手术。屈光手术术前通常进行3次验光,即初检时散瞳前、后验光及术前复检时验光。验光时首先使用电脑验光仪或检影对被检者进行客观验光,获取初始屈光度数并以此为参考进一步应用综合验光仪或试镜架测试,根据被检者主观反应或判断,获得精确的主觉验光值及最好的矫正视力。通过最佳矫正视力,即最正之最佳视力(maximum plus to maximum visual acuity,MPMVA)可预测患者术后视

力,并以此作为术后随访的视力参考。

(1) 客观验光

包括检影验光和电脑验光。检影验光是检查者对客观反射光线的主观判断过程,可减少患者主观带来的误差。精通检影法可以在验光的过程中节省时间,同时减少错误的发生,尤其对配合欠佳或表达不清楚的患者,检影是判断屈光状态的最佳选择。检影所得验光结果将作为主观验光起始点。检影验光时,验光师需要操作熟练,避免检影时间过长,导致患者出现注视疲劳,影响之后的主观验光。

电脑验光是屈光检查技术与电子计算机技术相结合的产物,测量时无须检查者和被检者的主观判断,通过事先设定的标准,客观地评估屈光参数。电脑验光简单、快速,而且对散光度数和轴位的判断比较准确,其验光数据可作为主观验光的初始数据。电脑验光时,要求被检者注视测试光标,由于测试光标通过光路设计在无穷远处,被检者的主动注视有助于放松调节,但仪器非常靠近被检者面部,容易诱发感知性调节。一旦刺激了调节会使检测结果在近视时过矫或远视时欠矫,所以电脑验光结果只能作为参考,需要进一步进行主观验光。

(2) 主观验光

以客观验光(检影或电脑验光)的初始结果作为参考值进行主观验光,是规范验光的精确阶段。主观验光一般包括试镜架测试或综合验光仪检查。由于综合验光仪对散光大小及轴位的微调能力较强,建议有条件的屈光中心选用综合验光仪进行主观验光(图 5-1)。主观验光遵循的总体原则:先右后左,先球后柱,先轴后度,勿忘平衡。

综合验光仪验光的操作步骤

(1) 初次确定单眼球镜度数

根据客观验光结果,将被检眼起始屈光度数(包括球镜和散光度

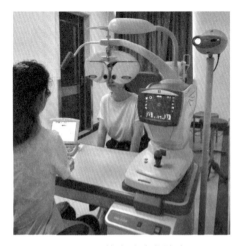

图 5-1 综合验光仪验光

数)调整到综合验光仪上,并调好散光轴向,在此基础上加正镜片(减负镜片),雾视+1.00D~+1.50D(根据被检眼的屈光度而定),放置0.3视标,逐步缩小视标,嘱患者尽最大努力看清每一个视标,并以±0.25D的幅度调整球镜,直到看清1.0视标,或通过调整球镜度数无法进一步提高视力的状态,进行第一次红绿平衡。如果红色半的视标清楚,说明光线聚焦在视网膜前,即负镜片欠矫(正镜片过矫),则增加−0.25D(或减去+0.25D);如果绿色半的视标清楚,说明光线聚焦在视网膜后,即负镜片过矫(正镜片欠矫),则减去−0.25D(或增加+0.25D)。反复调整,直至红绿视标一样清楚。如果不能一样清楚,则当红色半视标较清楚时,再加一个−0.25D(或减一个+0.25D)变为绿色半视标清楚为终点,保证绿≥红。

(2)交叉柱镜确定散光

使用被检眼最佳矫正视力上一行的视标作为注视视标,使用交叉柱镜先确定柱镜轴向,再确定柱镜度数。先进行散光轴位的调整,手轮和柱镜轴向一致,翻转交叉柱镜询问哪边视标更清晰或同样清晰,遵循"跟着红点走",向清晰的一边的红点调整轴向,重复至翻转交叉柱镜两边视标同样清晰;然后进行散光度数的调整,红点或白点和散光轴向一致,翻转交叉柱镜询问哪边视标更清晰或同样清晰,若红＞白,加−0.25D柱镜,若红＜白,减−0.25D柱镜,柱镜每加−0.50D,球镜加+0.25D,重复至翻转交叉柱镜两边视标同样清晰。当柱镜度数确认以后,进行第二次红绿平衡,保证绿≤红,以防过矫。

(3)双眼调节平衡

利用综合验光仪上的Risley棱镜对视标进行分离检测,双眼同时雾视+0.75D,放置0.8视标,调整球镜度至双眼看视标具有同样的清晰度。若双眼无法达到一样清晰的情况下,则选择保持其主视眼清晰作为终点。

(4)双眼视确认最终屈光度

在双眼调节平衡达到终点后,移去棱镜,双眼逐步增加−0.25D球镜,以1.0为基准,达到最小负镜度数,进行第三次红绿平衡,保证绿≥红,记录当前每只眼的球镜度数、柱镜度数和轴向以及最佳矫正视力。

(5)调节幅度测试

放置最佳矫正视力所对应的视标,以当前屈光度为基准,双眼分别以

−0.25 D幅度增加球镜,直至正好无法看清当前全部视标,记录此时屈光度,即患者调节幅度,作为手术设计时保留或附加屈光度数的参考。

验光的注意事项

① 当主观验光结果与客观验光结果相差较大时,患者可能存在调节痉挛,必须参考散瞳后的客观验光结果,必要时在散瞳条件下行小孔镜主观验光。常用于睫状肌麻痹验光的药物有复方托吡卡胺滴眼液,通常1次1滴,每次间隔5分钟,共滴眼6次,充分麻痹睫状肌后再验光。对于调节痉挛严重的被检者,需嘱其眼睛充分休息一段时间后再进行复查。

② 术前屈光状态的初检及复验均非常重要。初检时精准获取患者屈光度、调节力及视功能等,对手术设计具有重要价值。术前复验是为了进一步核实初检时获得的屈光度,对于存在调节痉挛的被检者显得尤为重要。如果选择手术当日进行术前复验,验光过程必须迅速,避免引起被检者视力疲劳及紧张情绪,导致后续的手术配合困难。

③ 屈光参差的近视患者可能存在视力相对较好的眼睛主导看远、另一只视力差的眼睛主导看近的情况,导致双眼调节不平衡、调节幅度不同、单眼弱视等问题,需要验光师及术者累积大量的临床经验,针对不同的患者进行个性化检查及个性化手术设计,才能达到理想的手术效果。

④ 散光是屈光手术验光时应该注意的一个问题。眼散光的来源有角膜和眼内(包括晶状体、视轴偏心、瞳孔偏心、视网膜等部位)两大部分,其中角膜散光在眼散光中占大多数。客观验光时,无论是检影还是电脑验光显示的都是全眼散光,波前像差仪上显示的也是全眼散光,仅角膜地形图上显示的是角膜散光。主观验光时,当散光轴向或度数难以确定时,可以适当参考角膜地形图上的散光,有助于精准验光。

5.1.3 眼位检查

SMILE术中要求精准定位中心,患者的眼位状态及术中能否主动注视非常关键。有些近视患者平时不戴眼镜,或配戴眼镜的度数不足,使调节性辐辏反射长期处于废用状态,形成习惯性外隐斜视,所以,术前常规检查眼位非常必要。最便捷的眼位检查方法是遮盖试验(cover test,CT)。遮盖试验是一种客观检查,首先采用遮盖-去遮盖试验,鉴别被检者隐斜视还是斜视、交替性斜视还是单眼恒定性斜视。然后采用交替遮盖试验,判断斜视或隐性斜视的方向及大小。对于遮盖试验时每只眼睛的单眼注视都能持续坚持 20 秒以上的患者,可以先做近视矫正手术,但术前要加强注视训练;对于单眼注视不能持久的,考虑到术中配合困难或眼位影响术后视觉质量,需要进一步做双眼视觉功能的其他检查,必要时先矫正斜视再行 SMILE 手术。

5.1.4　外眼与裂隙灯眼前节检查

由于 SMILE 是角膜屈光手术,故裂隙灯下仔细检查角膜及眼表状态尤为重要。患者睑裂状况、眼睑形态、是否有重睑瘢痕及眼睑闭合不全等均会影响角膜及泪膜状态,因此,术前检查时不能忽略外眼检查。

裂隙灯检查注意事项

① 眼睑内翻、倒睫患者,睫毛接触角膜会导致泪膜功能不稳定及角膜上皮点状混浊,此时贸然手术会增加感染风险,术前需要加用人工泪液等药物修复角膜及泪膜,眼表恢复正常后再行手术。

② 长期配戴隐形眼镜及慢性结膜炎患者,通常会有较重的上方角膜缘血管翳,此类患者手术时有周切口出血的风险,手术设计周切口位置时应加以考虑。

③ 重点检查角膜光学区是否存在角膜云翳或斑翳,明显的角膜斑翳会影响飞秒激光穿透,激光扫描出现黑区,导致透镜分离、取出困难,需格外注意。

④ 眼部活动性炎症、角膜营养不良等均是 SMILE 手术的禁忌证,需在裂隙灯下仔细排查。

⑤ 晶状体先天性点状混浊非手术禁忌,但晶状体周边部楔形混浊或后囊下皮质混浊,日后可能进一步进展。因此,散瞳后在裂隙灯下仔细检查晶状体非常必要。

5.1.5　后极及周边眼底检查

近视,尤其是高度近视,常因眼轴过长导致视网膜变薄,并可发生不同程度的眼底改变,如近视弧形斑、豹纹状眼底、黄斑区出血或形成新生血管膜,以及视网膜周边部格子样变性、囊样变性或视网膜裂孔及局限性视网膜脱离等。拟行 SMILE 矫正近视的患者均需在药物散瞳后仔细检查眼底,排除眼底病变。术前如果发现视网膜周边部格子样变性、囊样变性或视网膜板层裂孔等,要及时进行预防性视网膜激光光凝治疗,有助于防止术后眼底病变进一步发展。对高度近视患者的黄斑部进行光学相干断层扫描(optical coherence tomography,OCT)检查,可以更早地发现黄斑区病变(图 5-2),从而更好地在术前评估视功能。

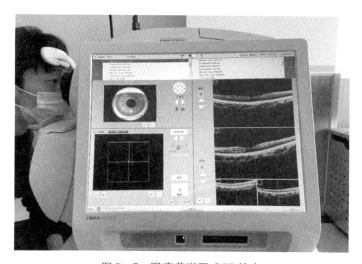

图 5-2 眼底黄斑区 OCT 检查

5.1.6 眼压检查

SMILE 手术前后,通常使用非接触式眼压计(non-contact tonometer, NCT)对患者进行无创性眼压检查。术前测量眼压值偏高的,需要结合角膜厚度进行综合评价,必要时进一步检查视野、视盘 OCT 等,明确是青光眼还是高眼压症。SMILE 术后因中央角膜厚度变薄,非接触式眼压计所测得的眼压值较真实眼压值偏低,故准确记录术前的眼压值,对术后眼压的监测有着重要的参考价值,尤其在术后早期使用激素类眼药水过程中,如果发生术后眼压测量值高于术前眼压值,可能意味着眼压升高,需要及时调整激素眼药水的用量。

5.1.7　角膜厚度测量

SMILE 是应用飞秒激光在角膜基质扫描形成光学透镜,并将透镜从飞秒激光制作的角膜周边小切口取出,使角膜表面曲率改变,用以矫正近视及散光等屈光不正的手术。预计透镜取出后角膜基质床剩余厚度至少在 250 μm(建议 280 μm 以上)手术才更安全。术后角膜剩余基质床厚度太低,极易出现术后角膜膨隆,导致屈光回退甚至继发圆锥角膜。术前角膜厚度的准确测量,可以使手术获得更精确的预测结果。目前临床上常使用 A 型超声、前节 OCT、Pentacam 角膜地形图仪等方法测量角膜厚度。

(1) 超声法角膜厚度测量

A 型超声测量中央角膜厚度的方法在临床上常用(图 5-3)。由于是接触性操作,需要对被检者进行角膜表面麻醉,并且需要被检者注视配合。同时对操作人员要求较高,操作时超声探头角度、接触角膜位置、患者角膜表面润湿状态等均会影响检查结果,故需要经验丰富的医师在尽量短的时间内完成测量,一般多次测量后取最小值作为最终数据。

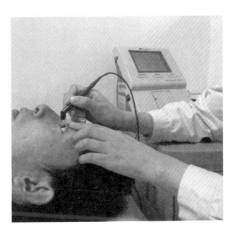

图 5-3　超声法角膜厚度测量

(2) 前节 OCT 角膜厚度测量

前节 OCT 是一种经计算机处理对眼前节结构进行成像的光学诊断技术,通过其前节分析(anterior segment)、高清角膜扫描(HD-cornea)及角膜厚度图(pachymetry)模式,均可在非接触状态下获得被检者角膜厚度。OCT 测量角膜厚度的特点在于非侵入性、高分辨性、可重复性强,并且附带的 FORUM 系统能够自动对角膜厚度、上皮厚度等进行测量计算(图 5-4),减少了人工测量的误差,OCT 测量角膜厚度的准确性明显优于超声测量法,其分辨率一般为 5 μm。

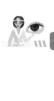
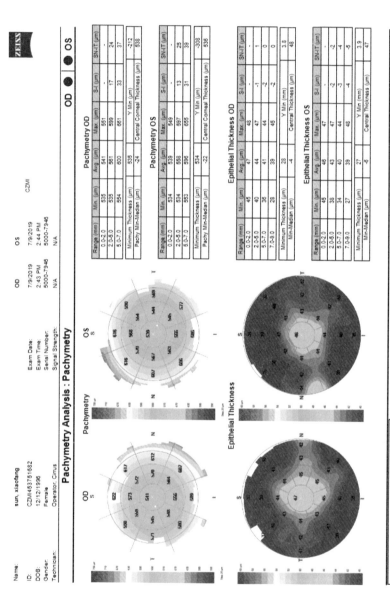

图 5-4 前节 OCT 显示角膜厚度与角膜上皮厚度分布图

(3) 角膜地形图仪测量角膜厚度

Pentacam 角膜地形图仪对角膜组织进行三维重建,不仅可以提供角膜曲率数据、评估角膜前表面和后表面的形态,还能获得角膜高度图和角膜厚度分布图。目前临床观察到 Pentacam 测量的角膜厚度值比较接近超声测量中央角膜厚度值。

5.1.8 角膜地形图检查

角膜地形图检查是屈光手术术前最重要的检查项目之一。其意义主要在于评估角膜形态是否规则,筛查早期圆锥角膜;确定角膜散光是否与眼散光轴向一致;获取角膜曲率值,用于手术方案的设计。目前临床上使用的角膜地形图仪大致分为两大类:利用 Placido 盘投影测量角膜前表面曲率(如 Zeiss Atlas 角膜地形图仪)和利用 Scheimpflug 成像技术测量角膜前、后表面的高度(如 Pentacam 角膜地形图仪,图 5 - 5)。每一种测量技术对于临床病例的检查都有一定要求,检查质量的优劣,直接影响所获图像的可信度以及临床诊断的准确性。

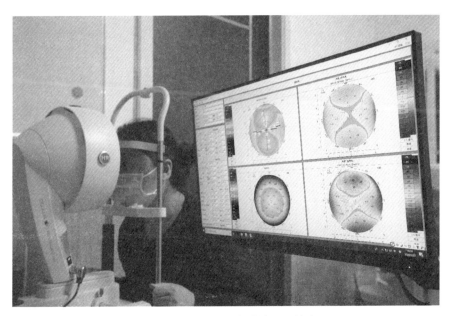

图 5 - 5 Pentacam 角膜地形图检查

角膜地形图检查操作注意事项

① 避免检查室内不均匀照明或有光线投射干扰,检查尽量在暗环境下进行,但不需要绝对暗室。

② 设备的额带支架上标记有眼位线,检查前需要适当调节下颌托位置,调整被检者头位,使双眼外眦与眼位线平齐。

③ 检查前不宜散瞳,瞳孔散大可导致测量误差,尤其会影响角膜曲率、瞳孔位置、角膜白到白等参数。

④ 检查过程中,提示被检者自然睁大双眼,防止眼睑或睫毛遮挡,同时要主动注视固视灯。被检者如果没有保持良好的中央固视,可能会导致地形图整体偏离中心,造成角膜顶点定位错误、Kappa角测量错误。

⑤ 眼干燥症患者由于泪膜破裂时间短,会对地形图的曲率数据造成一定影响。检查前可嘱其闭眼休息片刻再睁眼检查,必要时给予人工泪液等辅助,Scheimpflug 旋转拍摄过程中引导被测者坚持睁眼 2 秒以配合完成检查。如果拍摄过程中出现眨眼情况,可能导致单幅或多幅图片拍摄丢失,造成信息缺失,建议重复拍摄。

Pentacam 术前阅图流程

1. 总览图

首先查看 QS 质量监控为 OK,确保检查结果的有效性和真实性(图5－6);通过 Scheimpflug 断层图像,我们可观察角膜、前房、晶状体等情况(图5－7)。QS 显示不 OK 时,可通过 scheimpflug 图像直接观察图像质量,查找原因。

(1) 角膜

形态是否规则对称、厚度情况、眼表或层间是否有混浊、是否有外伤、手术疤痕等。

(2) 前房

中央、周边前房深度是否正常,观察全周房角、瞳孔及虹膜状态,排查青光眼。

(3) 晶体

是否透明、有无混浊、混浊的部位及大小、前后囊膜情况。

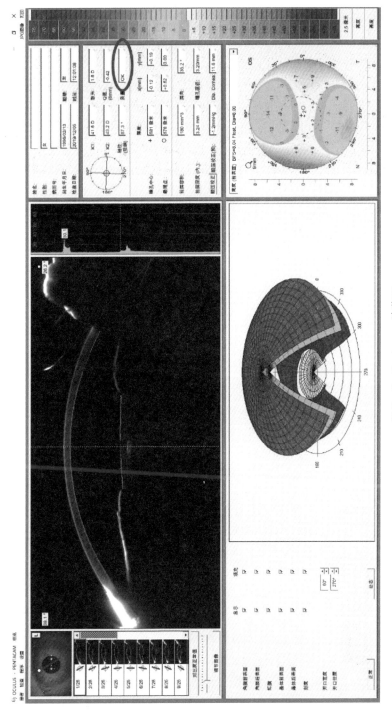

图 5 - 6 Pentacam 总览图

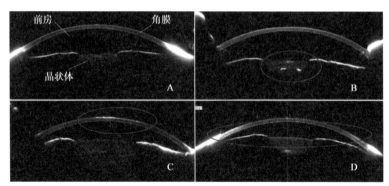

A. 正常图像;B. 晶状体混浊;C. 角膜混浊;D. 浅前房

图5-7 眼前节筛查

2. BAD扩张分析Ⅲ

Pentacam中含中国人数据库,能够对异常角膜进行快速的筛查。读图步骤如图5-8。

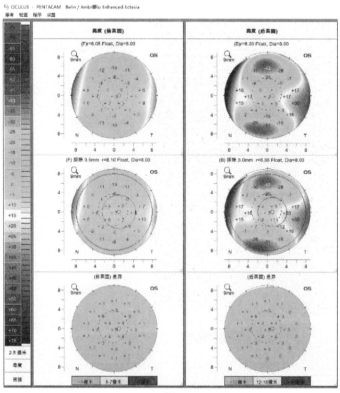

(1)

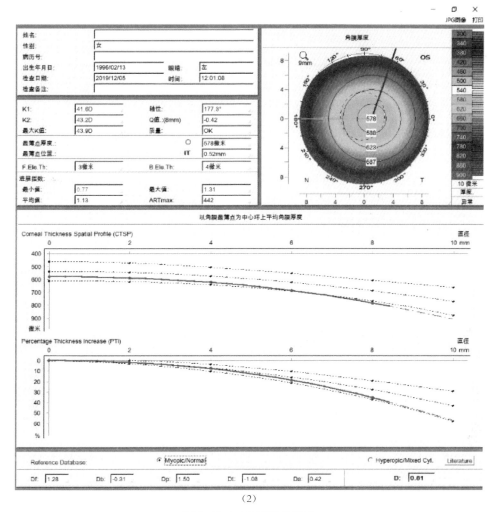

（2）

图 5-8　BAD 扩张分析Ⅲ

（1）确认角膜高度图数据

首先结果所示角膜前后表面高度图的直径 Dia 必须达到 8.00 mm，才能保证检查结果有效。

（2）高度数据

在高度数据比对中，以标准型最佳拟合球面为参考球面得到了前后表面"基线高度图"。以增强型最佳拟合球面为参考球面得到了前后表面"增强高度图"。两者相减得到两者"差异图"。

（3）厚度变化率图

3 条黑色虚线表示正常角膜的变化率曲线，红色线是当前患者的角膜厚度变化率曲线。正常角膜红色曲线应与黑色虚线重合或平行。

（4）D 值分析

Df：前表面高度的标准偏差；Db：后表面高度的标准偏差；Dp：厚度变化率的标准偏差；Dt：最薄点厚度的标准偏差；Da：Ambrosio 相对厚度的标准偏差，综合 D 值。综合 D 值提示角膜扩张整体风险性，单一的小 D 值提示需要关注的参数和出现异常的可能性大小。

3. 屈光四图

屈光四图的读图顺序

（1）后表面高度图

后表面高度值是圆锥角膜发病过程中最先出现变化的敏感数值。

① 先看形态，是否对称孤岛形、马鞍形、C 字形或者不规则形（图 5 - 9）。

② 看数值，最薄点的角膜厚度值（后表面可疑圆锥角膜＋13 μm～＋16 μm，典型圆锥角膜＞＋16 μm）。

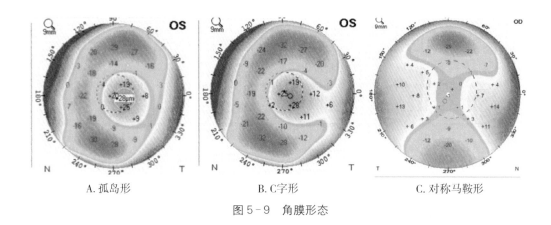

A. 孤岛形　　　　　　　B. C字形　　　　　　　C. 对称马鞍形

图 5 - 9　角膜形态

（2）前表面高度图

① 与后表面高度图读图方法一致，先看形态。

② 再看最薄点的角膜厚度值（前表面可疑圆锥角膜＋8 μm～＋11 μm 典型圆锥角膜＞＋11 μm）。

（3）前表面切向曲率图

观察角膜表面曲率变化值。

（4）角膜厚度图

① 先看整体形态是同心圆分布还是偏心分布。

② 再看最薄点的角膜厚度值（图 5 - 10）。

4. 双眼对照

圆锥角膜通常为单眼发病，因此双眼角膜地形图的对照比较对圆锥角膜的筛查具有重要意义。比较双眼检查结果时，出现以下任意一种情况则计 1 分：

前表面曲率差异>0.3 D；

后表面曲率差异>0.1 D；

角膜厚度差异>12 μm；

前表面最薄点高度差异>2 μm；

后表面最薄点高度差异>5 μm。

3 分可见于 6%～11% 的健康眼，4 分可见于少于 4% 健康眼，5 分可见少于 1% 健康眼（图 5 - 11）。

5. 新圆锥角膜分级——ABCD 分级

ABCD 分级系统同时反应结构和功能数据，包含角膜前表面和后表面信息（图 5 - 12）。

评分标准如表 5 - 1。

表 5 - 1　ABCD 分级评分标准

ABCD 评级	A	B	C	D
分类	ARC	PRC	Thinnest Pach	BDVA
0 级	>7.25 mm	>5.90 mm	>490 μm	=20/20(1.0)
Ⅰ级	>7.05 mm	>5.70 mm	>450 μm	<20/20(1.0)
Ⅱ级	>6.35 mm	>5.15 mm	>400 μm	<20/40(0.5)
Ⅲ级	>6.15 mm	>4.95 mm	>300 μm	<20/100(0.2)
Ⅳ级	<6.15 mm	<4.95 mm	<300 μm	<20/400(0.05)

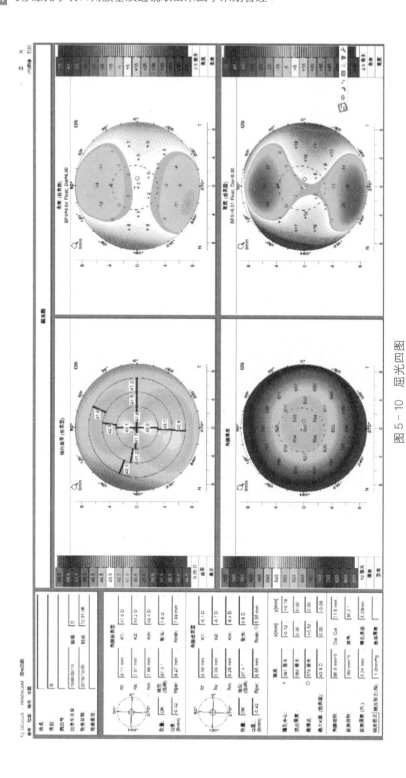

图 5 - 10 屈光四图

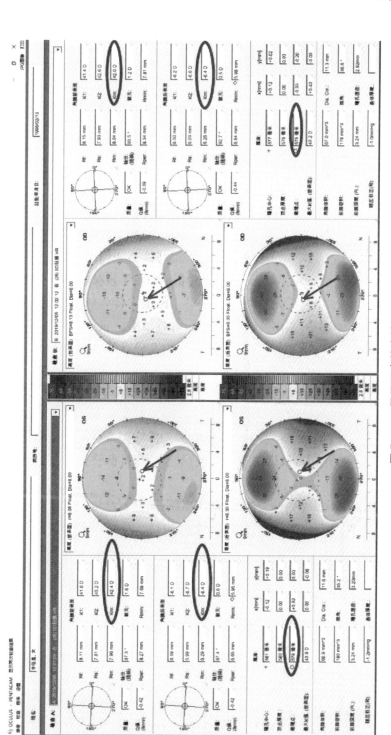

图 5 - 11　显示两次检查结果

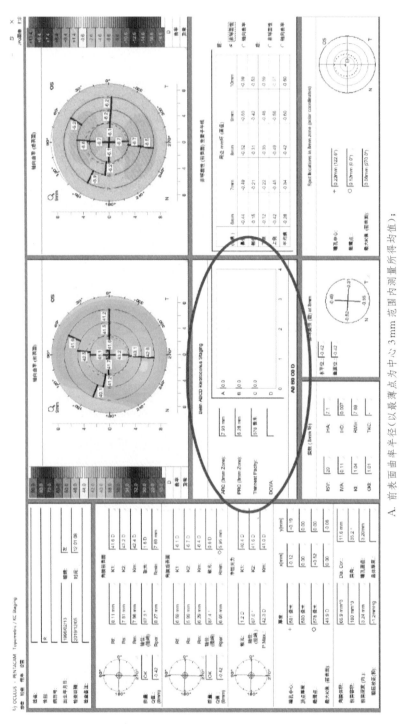

图 5 - 12　新圆锥角膜分级——ABCD 分级

A. 前表面曲率半径（以最薄点为中心 3 mm 范围内测量所得均值）；
B. 后表面曲率半径（以最薄点为中心 3 mm 范围内测量所得均值）；
C. 最薄点厚度；
D. 最佳矫正视力

5.2 其他检查项目及意义

5.2.1 眼轴测量

采用 IOL Master 术前测量被检者眼轴长度,用于评估是否属于轴性近视。同时,术后跟踪眼轴长度可以判断患者术后视力及屈光回退的原因。

5.2.2 瞳孔直径测量

采用瞳孔尺在半暗室状态下测量瞳孔直径,如果瞳孔直径较大(>7 mm)提示被检者可能存在夜视力差、光晕等问题,因此在手术设计时应该适当扩大光学区(即透镜直径)。角膜地形图和波前像差检查时的瞳孔直径参数也可以作为参考。

5.2.3 泪液功能检查

长期配戴角膜接触镜或主诉干眼、视疲劳的患者,术前最好接受泪液功能检查。可以选择泪膜破裂时间、泪液分泌试验、泪河宽度及眼表上皮活性染色(如荧光素染色)等检查。对于轻、中度干眼者,手术前、后应该加强人工泪液的使用;对于重度干眼及干燥综合征患者,应积极治疗干眼,不能接受近视手术。

5.2.4 角膜内皮镜检查

对于角膜厚度在正常范围之外的被检者(尤其是角膜厚度超过 600 μm),可能存在角膜内皮病变导致角膜水肿,引起角膜偏厚的假象。若有条件术前可以行角膜内皮显微镜检查,通过拍摄的照片(图 5-13)观察角膜内皮细胞大小、形状、细胞密度和细胞规则性。

5.2.5 波前像差与对比敏感度检查

视力、对比敏感度和波前像差是评价视觉质量的重要指标。视力和对比敏感度检查是患者的主观反映,而波前像差检查则是客观评价。有些患者术后早期对比敏感度下降可能与角膜水肿、Haze、角膜表面不规则、偏心

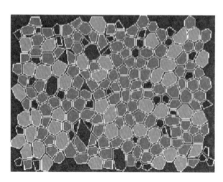
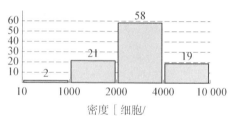

细胞计数：2569［细胞/mm］
正常值：2056~3594［细胞/mm］
面积变异系数：37.2%

细胞密度和面积分析（N=209）

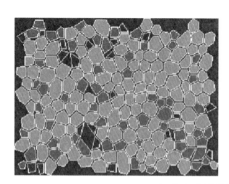
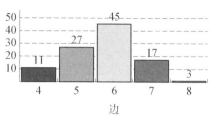

多边形变异系数：45.5%

细胞多边形分析（N=209）

图 5 - 13　角膜内皮显微镜检查结果

切削等因素有关。而个别患者角膜屈光术后出现眩光、夜视力下降等与术后高阶像差的增加有关。所以，有条件的屈光中心有必要对患者进行手术前、后对比敏感度和波前像差的检查。

5.3　手术评估

医生需要对患者术前检查结果进行综合评估，排除角膜屈光手术禁忌证，且满足以下基本条件，方可考虑 SMILE 手术。

①患者年龄满 18 周岁（特殊情况除外，如择业要求），本人具有通过 SMILE 手术改善屈光状态的意愿，心理健康，对手术疗效具有合理的期望，患者本人或家属（患者年龄小于 18 周岁）共同签署知情同意书。

②屈光度数相对稳定，球镜度数 $-1.00\,D \sim -10.00\,D$，柱镜度数 $\leqslant -5.00\,D$；对于极低度数的近视，因透镜薄，分离透镜难度大，需要谨慎

对待。

③ 角膜透明,尤其是光学区无明显云翳或斑翳,角膜地形图检查形态正常,无圆锥角膜倾向。

④ 术前中央角膜厚度≥480μm,预计透镜取出后角膜基质床剩余厚度至少大于250μm(建议要在280μm以上)。

5.4 手术适应证及禁忌证

我国飞秒激光小切口角膜基质透镜取出手术规范专家共识(2018 年)中的手术适应证及禁忌证如下。

5.4.1 手术适应证

① 患者本人具有通过 SMILE 改善屈光状态的愿望,心理健康,对手术疗效具有合理的预期。

② 年龄在 18 周岁及以上的近视、散光患者(特殊情况除外,如具有择业要求、高度屈光参差等);术前在充分理解手术的基础上,患者本人或必要时家属须共同签署知情同意书。

③ 屈光度数:相对稳定(在过去 1 年内屈光度数变化≤0.50 D)。范围为球镜度数−1.00 D~−10.00 D,柱镜度数≤−5.00 D。矫正极低屈光度数需酌情而定。

④ 角膜:透明无明显云翳或斑翳;角膜地形图检查形态正常,无圆锥角膜倾向。

⑤ 无其他眼部疾病和(或)影响手术恢复的全身器质性病变。

⑥ 经术前检查排除手术禁忌证者。

⑦ 其他参考准分子激光角膜切削术、准分子激光角膜上皮瓣下磨镶术及 LASIK 等准分子激光角膜屈光手术。

5.4.2 手术禁忌证

(1) 绝对禁忌证

存在下列情况中任何一项者,不能接受手术。

① 患者头位不能处于正常位置。

② 重度弱视。

③ 圆锥角膜或可疑圆锥角膜。

④ 其他角膜扩张性疾病及变性。

⑤ 近期反复发作病毒性角膜炎等角膜疾病。

⑥ 重度干眼、干燥综合征。

⑦ 角膜过薄,目前可参考但需进一步循证医学支持的标准:预计透镜取出后角膜中央残留基质床厚度＜250 μm(一般角膜基质床剩余厚度应至少＞250 μm,建议 280 μm 以上);透镜过薄(＜20 μm)。

⑧ 存在活动性眼部病变或感染。

⑨ 严重的眼附属器病变,如眼睑缺损和变形、严重眼睑闭合不全。

⑩ 未控制的青光眼。

⑪ 严重影响视力的白内障。

⑫ 严重的角膜疾病,如明显的角膜斑翳等角膜混浊、边缘性角膜变性、角膜基质或内皮营养不良以及其他角膜疾病,角膜移植术后、放射状角膜切开术后等角膜手术后,眼外伤、严重眼表和眼底病等。

⑬ 存在全身结缔组织疾病或自身免疫性疾病,如系统性红斑狼疮、类风湿关节炎、多发性硬化等。

⑭ 已知存在焦虑、抑郁等严重心理、精神疾病。

⑮ 全身系统性疾病或精神疾病,如癫痫、癔症等致无法配合检查和手术的疾病。

⑯ 其他同 LASIK 和准分子激光角膜上皮瓣下磨镶术。

(2) 相对禁忌证

① 年龄未满 18 周岁。

② 屈光度数不稳定(在过去 1 年内屈光度数变化＞0.50 D)。

③ 角膜相对较薄。

④ 角膜过度陡峭(角膜曲率＞48 D)或过度平坦(角膜曲率＜38 D)。

⑤ 角膜中央光学区存在云翳、较明显的角膜血管翳。

⑥ 角膜上皮及上皮基底膜病变,如上皮基底膜营养不良、复发性角膜上皮糜烂等。

⑦ 暗光下瞳孔直径明显大于切削区直径。

⑧ 眼底病变,如视网膜脱离、黄斑病变等。

⑨ 在术前视功能检查中发现的眼动参数明显异常,包括调节、集合等影响手术效果的参数。

⑩ 怀孕期和产后哺乳期。

⑪ 眼压偏高但已排除青光眼、已控制的青光眼。

⑫ 轻度睑裂闭合不全、面瘫。

⑬ 轻、中度干眼。

⑭ 未得到控制的甲状腺相关眼病。

⑮ 糖尿病。

⑯ 正在服用全身药物,如糖皮质激素、雌激素、孕激素、免疫抑制剂等。

⑰ 其他基本同准分子激光角膜屈光手术。

鉴于 SMILE 为近年来出现的新型手术,虽然临床和大量数据已显示其具有一定的矫正效果和适用范围,但仍然需要大量循证医学支持。有关适应证和禁忌证会随着认识的不断深入而不断调整、补充和完善。

6. 术前用药及患者教育

6.1　术前预防用药

(1) 抗生素类滴眼液

正常人结膜囊内也有细菌存在(比如表皮葡萄球菌),在一定条件下可以致病。尽管 SMILE 仅仅在角膜周边制作 2 mm 小切口,但在手术分离、取出透镜的过程中,小器械有可能将细菌带入帽下,导致术后感染。因此,医生必须常规为患者开立抗生素类滴眼液,并嘱其术前严格使用,预防感染。术前常用的抗生素类滴眼液有左氧氟沙星滴眼液(第三代氟喹诺酮类抗生素)、加替沙星滴眼液(第四代氟喹诺酮类抗生素)、妥布霉素滴眼液等。喹诺酮类抗生素具有抗菌谱广、抗菌力强、耐药率低等特点,目前为角膜屈光手术术前预防用药的首选。

滴药方法:0.5%左氧氟沙星滴眼液,术前滴眼 3 天,每天 4 次;或者滴眼 2 天,每天 6 次;或者滴眼 1 天,频率≥12 次。

（2）人工泪液滴眼液

泪膜稳定状态对 SMILE 术中飞秒激光扫描质量有重要影响,因此术前辅以人工泪液滴眼,可有效促进泪膜修复并形成完整健康的泪膜,尤其对于术前存在眼部干涩、烧灼感等不适症状的患者显得尤为重要。术前常用的人工泪液滴眼液有玻璃酸钠滴眼液、羧甲基纤维素钠滴眼液、维生素 A 棕榈酸酯眼用凝胶等。**术前可选择性滴用人工泪液 3 天,每天 4 次,或伴随抗生素滴眼液滴眼,2 种药物之间间隔 10～30 分钟。**

（3）非甾体抗炎药物

主要能抑制前列腺素的生物合成、对溶酶体酶有稳定作用及抑制溶酶体酶分泌作用,从而发挥解热、镇痛、抗炎作用。目前常用的非甾体抗炎滴眼液有双氯芬酸钠滴眼液、溴芬酸钠滴眼液、普拉洛芬滴眼液。**SMILE 术前酌情滴用非甾体抗炎药,术前 30 分钟、15 分钟及 5 分钟各滴用非甾体抗炎眼药一次,减轻术后疼痛。**

6.2 术前患者教育及知情同意

6.2.1 生活细节上的提醒

（1）注意眼睛休息

术前几日不要过度用眼,术前晚上不熬夜、早睡。

（2）注意个人卫生

术前晚上睡觉前彻底洗澡;手术当日不要化妆、更不能涂睫毛膏,女生嫁接的假睫毛最好提前去掉;不喷香水;不戴项链、耳环等金属饰品。

（3）手术当日不需要空腹

SMILE 手术是眼睛表面麻醉,不是全麻,可以吃饭,防止低血糖,但也不要吃得过饱,以免躺在手术床上不适。

（4）手术时需要平躺在手术床上

女生最好提前把头发散开、尽量不要扎,如果想要把头发扎起来,可以把头发扎在侧下方,以免手术时躺在手术床上不舒服。男生不要穿高领套头衫(尤其脖子短粗的患者),也不能穿连帽衫,以免在手术床上躺不平,影响头位及眼位。

（5）知情同意

手术当日要有家属陪同,家属帮忙开车、交费、取药及配合签署知情同意书。

角膜屈光手术知情同意书

角膜屈光手术(包括准分子激光手术和飞秒激光手术)是矫正屈光不正(近视、远视、散光)的一种有效的方法,目的是摘掉现有眼镜或降低现有眼镜度数,并不能从病因上根治屈光不正,其他矫正方法还包括框架眼镜、角膜接触镜或眼内屈光手术,手术的效果除与医生的技术及设备的因素有关外,还与患者的自身条件,屈光不正的程度及其术前稳定情况、术中配合程度、术后复查用药等多个因素有关。因此,术前应明确自己的手术目的,并充分了解术中、术后可能出现的不良后果。

以下是手术可能出现的一些情况

1. 由于个体差异,术后视力较难精确预测。术后屈光度数有过度矫正、矫正不足及散光的可能,尤其是高度近视,术后有可能达不到术前最佳矫正视力,甚至有二次手术的可能。

2. 如术中患者配合不佳,可能无法完成手术,或因不规则切削导致术后散光等而影响手术效果,有延期手术的可能。

3. 术中出血和术后感染和炎症反应的可能,如遇严重感染,有严重影响视力的可能。

4. 术后视力一般不会超过术前最佳矫正视力;角膜薄、度数高的患者,有术后残余度数仍需配镜的可能,手术只能降低度数,裸眼视力是否提高取决于个人具体情况,个别患者不提高视力。

5. 如接受 LASIK 等角膜板层手术,有出现角膜瓣不规则、游离、移位、层间异物沉积、上皮植入的可能,严重者可影响视力;术后尽量避免眼部外伤,否则有角膜瓣移位,褶皱的可能,严重者即使复位后也会出现散光增加,视力下降的可能。

6. Epi-LASIK 等表层激光手术,有术后发生角膜上皮下雾状浑浊(haze)的可能,严重者明显影响视力。

7. 飞秒激光手术中发生上皮或角膜基质不透明气泡、角膜瓣掀开困难或角膜瓣形成不良等情况,严重者延期手术的可能;术后短暂光敏感综合征等并发症的可能。

8. 手术后必须常规使用激素类眼药水,少数患者可出现药物性眼压升高,应定期复查,部分患者需配合降眼压药物使用。

9. 术后恢复期间有眼部干涩、阅读困难、眩光、夜视力下降、夜间驾车困难等可能,部分患者有上述症状持续存在较长时间的可能。

10. 近视患者因眼轴延长,本身存在出现眼底出血、玻璃体混浊、视神经缺血、视网膜脱离和并发性白内障的可能,特别是病理性近视有术后继续发展甚至超出术前原有近视度数的可能;手术不可能改善,也不会加重近视所致的并发症,术手仍需定期做眼底检查。

11. 圆锥角膜是一种与遗传相关的角膜病变,病因尚未明确,严重者需行角膜移植手术治疗,临床前期的圆锥角膜难以在术前确诊。角膜屈光手术本身并不会导致圆锥角膜的发生,但因切削一定的角膜厚度会使原有的临床前期病变提早发病。

12. 中年以上患者因生理性老视的存在,术后近距离阅读,工作出现困难,需佩戴老花眼镜。

13. 其他目前尚未认知的并发症。

经医师告知,我对上述情况已充分理解,志愿接受_____眼_____。

FS-LASIK(飞秒激光制瓣准分子原位角膜磨镶术)□

FLEx(全飞秒激光的屈光手术)□

SMILE(微创全飞秒激光角膜基质微透镜取出术)□

LASIK(准分子原位角膜磨镶术)□

Epi-LASIK(上皮刀辅助的角膜上皮瓣下角膜磨镶术)□

WFG-LASIK(波前像差引导准分子原位角膜磨镶术)□

WFG-Epi-LASIK(波前像差引导上皮刀辅助的角膜上皮瓣下角膜磨镶术)□

患者签字:_____   医师签字:_____   ____年____月____日

6.2.2 手术配合方面的指导

(1) 术前洗眼

在冲洗之前,会给眼睛表面滴麻药,所以在洗眼的过程中,除了会感觉到水有一点凉不会有其他不适感觉,但需要听从洗眼护士的指令,上、下、左、右来回转一转眼睛,才能彻底洗干净,以避免术中和术后感染。

(2) 眼周皮肤消毒

冲洗眼睛结束后,会对眼睛周围的皮肤进行消毒,消毒药水对眼睛有些轻微刺激,因此,消毒过程中轻轻闭眼休息。不要过度挤眼,也不能用手揉眼睛,消毒完毕,眼睛上会遮盖纱布,不要用手去掀,闭眼等待手术。

(3) 术中配合

手术时平躺在手术床上,手自然放在身体两侧,不要伸手触碰手术设备或摸自己头面部。手术时面部会遮盖无菌敷料,仅露出眼睛,眼睛表面会滴麻醉药,整个手术过程不会疼,但需要双眼同时睁开,睁一眼闭一眼会让眼球不自主的向上翻起,影响手术效果。耳朵听医生的指令,不说话,不点头或摇头,保持头位不动。飞秒扫描之前,可以看到闪烁的绿色指示灯,有些高度近视或大散光的人可能看绿灯不鲜艳甚至看成白灯,对手术没有影响,看好了眼睛就不要再转动。飞秒扫描开始后,有人会觉得绿灯变得模糊不清或消失,这是正常现象,不用紧张,不要试图找灯,只要朝着指示灯的方向看就可以了,坚持 20 秒左右激光扫描结束即可。

6.2.3 知情同意书签署

知情同意书的内容需要强调

① SMILE 是矫正近视与散光的方法之一,还可以选择其他手术方式摘掉眼镜。

② 手术目的是为了摘掉眼镜,对于术前存在眼干、视疲劳等症状可能得不到缓解。

③ 手术是在角膜基质内制作一个透镜并取出,术后角膜会变薄,术后在眼内压作用下,可能出现角膜膨隆等情况。

④ 手术过程中飞秒激光扫描的 20 秒左右需要绝对配合,如果配合不好,可能改变手术方式甚至终止手术。

⑤ 术后需要按照医嘱滴眼药水并定期复查,避免感染等并发症。

三、术中篇

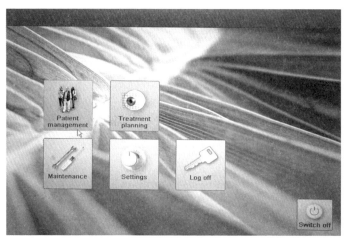 7. SMILE 手术参数设计与输机 >

SMILE 手术成功与否及视力恢复的快慢,不仅依赖于精准的术前验光、术者娴熟的手术技巧,同时还依赖于手术参数的完美设计及正确输机。本章节结合输机过程,陈述 SMILE 手术参数如何设计。

7.1 一般治疗信息的输机

在 VisuMax 手术设备上,在患者管理(patient management)的新建病例(new record)界面输入患者的姓名(图 7 - 1,图 7 - 2),出生日期和 ID,点

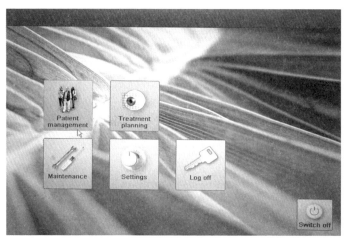

图 7 - 1 患者管理(patient management)界面

击"编辑治疗数据(Edit treatment data),选择眼别,选择"全飞秒(ReLEx SMILE)"作为治疗方式,仔细核对患者信息和眼别后进入输机设计平面(图 7－3)。

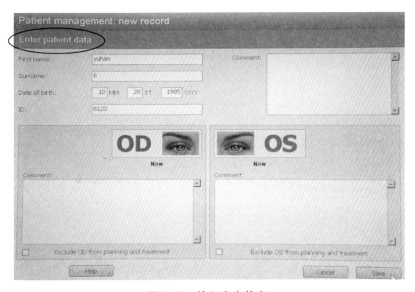

图 7－2　输入患者信息

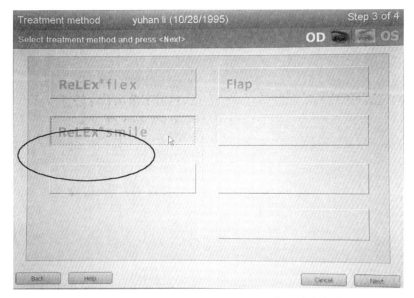

图 7－3　选择"全飞秒(ReLEx SMILE)"作为治疗方式

图解飞秒激光小切口角膜基质透镜取出术围手术期管理

7.2 设备默认,首先设计与输入"透镜(Lenticule)"相关参数(图7-4)

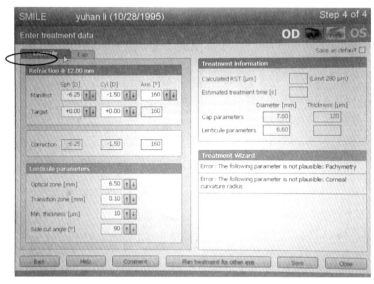

图7-4 设计与输入"透镜(Lenticule)"相关参数

7.2.1 输入顶点距为12mm时的屈光度(Refraction @12.00mm)值(图 7-5)

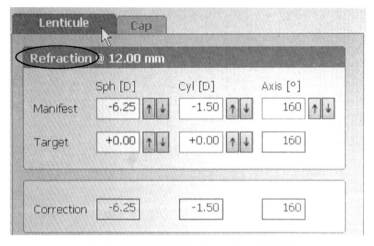

图7-5 输入顶点距为12mm时的屈光度值

(1) Manifest

输入主觉验光的屈光度,球镜(Sphere)度、柱镜(Cylinder)度及轴位(Axis)。

Sph(D):设备允许输入的球镜度数范围为-0.50 D~-10.00 D,实际输入值为"主觉验光的球镜度+大约 10%的等效球镜(spherical equivalent,SE)度"。

Cyl(D):设备允许输入的柱镜度数范围为 0.00 D~-5.00 D,实际输入值为主觉验光的柱镜度。

Axis(°):设备允许输入的散光轴位为 0°~179°,根据主觉验光的散光轴进行填写。

(2) Target(目标矫正值)

通常情况下,无论是球镜还是柱镜,都希望术后能够完全矫正,因此,目标矫正值 Sph(球镜)和 Cyl(柱镜)输入值均为 0,设备会自动默认散光轴位。在特殊情况下,也可以输入想要的目标屈光度,例如,可根据患者年龄及眼调节幅度进行相关性单眼视的设计。

(3) Correction(矫正值)

根据上述输入的主觉验光屈光度值和目标矫正值,设备会显示出实际矫正的屈光度值,最大可以矫正-10.00 DS-5.00 DC@X°,即等效球镜(SE)矫正到-12.5 D。

7.2.2 输入透镜参数(Lenticule parameters)(图 7-6)

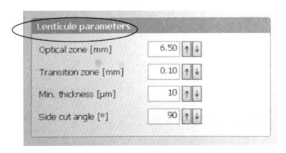

图 7-6 输入透镜参数

(1) Optical zone(光学区)

即透镜直径大小。虽然设备软件允许输入的范围为 5.00~8.00 mm,但通常情况下设置范围为 6.0～7.0 mm,临床推荐设置 6.5 mm 的光区直径,可根据暗瞳孔直径、角膜厚度、角膜直径、Kappa 角、屈光度大小调整设计。比如当屈光度数大、角膜偏薄且暗瞳孔直径不大时,可以适当缩小光区,但最好不小于 6.0 mm;当暗瞳孔直径偏大或 Kappa 角偏大时,可以适当扩大光区,但最好不大于 7.0 mm,因为过大的光区会延长飞秒扫描时间、患者不容易配合,也会切除过多的角膜组织。

(2) Transition zone(过渡区)

SMILE 的过渡区和熟知的准分子激光手术的过渡区之间没有任何联系。SMILE 手术在单纯的球镜矫正中,不存在过度区域,即设备固定为 0.00 mm,但在散光矫正中,为了确保散光矫正时透镜的边缘仍是圆形(方便手术操作),设备将过渡区默认为 0.10 mm。

(3) Min. thickness(透镜边缘最小厚度)

是机器为微透镜增加了一层平行的基质层,目的是使透镜产生了一个边缘,方便透镜边的寻找及分离。如果没有这个边缘,透镜被撕裂和难以寻找及分离的风险就会增加。透镜边缘最小厚度允许输机范围为 10～30 μm,临床推荐 15 μm,可以根据角膜厚度、屈光度调整设定。例如,在低度矫正(<−1.50 D)时透镜边缘厚度可以增加到 20 μm;在高度矫正(>−6.0 D)或角膜偏薄时,透镜边缘厚度可以设置为 10 μm,可以节省 5 μm 厚的角膜组织(图 7 - 7)。

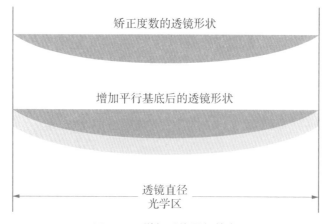

图 7 - 7 增加透镜平行基底

(4) Side cut angle(边切角度)

边切角度推荐为 $90°$，因为 $90°$是最小的边切路径，大量临床数据也显示 $90°$稳定性最佳。

7.3　设计与输入"帽(Cap)"相关参数(图 7 - 8)

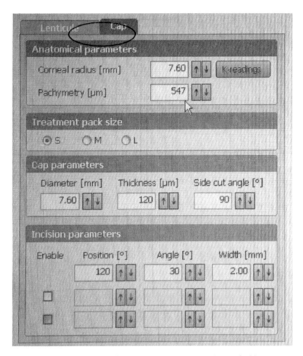

图 7 - 8　设计与输入"帽(Cap)"相关参数

7.3.1　Anatomical parameters(角膜生理结构参数)

(1) Corneal radius(角膜平均曲率半径)

点击"K-reading"输入角膜地形图检查的 K1、K2 值。设备允许输入的数值范围：6.5(51.9D)～8.5mm(39.7D)(图 7 - 9)。

(2) Pachymetry(角膜最薄点厚度)

即中央角膜厚度(central corneal thickness，CCT)。可输机数值范围：$200～1\,000\,\mu m$。但当 CCT 低于 $480\,\mu m$ 时，不建议选择 SMILE 手术(图 7 - 10)。

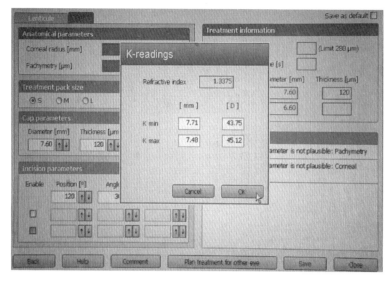

图 7-9 "K-reading"输入角膜地形图检查的 K1、K2 值

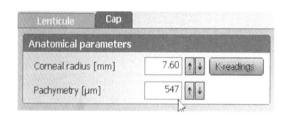

图 7-10 Pachymetry(角膜最薄点厚度)输入

7.3.2 Treatment pack size(治疗包尺寸)

治疗包也称负压吸引环,具有 3 种不同规格:小(S)、中(M)、大(L)。选择的原则是负压吸引环直径最好要小于角膜有效的白到白直径,中国人因角膜偏小,通常选择使用 S 号负压环。选择过大的负压吸引环可能会吸附不良,或将结膜组织吸到环下,从而导致术中失吸而造成治疗失败。当最小角膜白到白直径小于 11.2mm 时术中容易脱负压(图 7-11)。

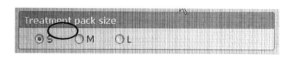

图 7-11 负压吸引环规格的选择

7.3.3 Cap parameters(帽的参数)(图 7 - 12)

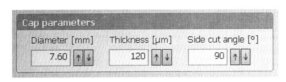

图 7 - 12　帽的参数

(1) Diameter(mm)

输入帽的直径,可选择范围为 $6.00\sim9.60\,\mathrm{mm}$,推荐不低于 $7.00\,\mathrm{mm}$,并且比透镜直径大 $1\,\mathrm{mm}$ 或 $1.1\,\mathrm{mm}$。例如,如果透镜直径选择 $6.5\,\mathrm{mm}$,帽直径选择 $7.5\,\mathrm{mm}$;如果有散光,透镜直径选择 $6.5\,\mathrm{mm}$,帽直径可以选择 $7.6\,\mathrm{mm}$。

(2) Thickness(m)

输入帽的厚度,软件允许输入厚度范围为 $100\sim160\,\mu\mathrm{m}$,推荐范围为 $110\sim140\,\mu\mathrm{m}$,大部分临床的数据选择 $120\,\mu\mathrm{m}$。当角膜薄且屈光度大时,帽的厚度可以选择 $110\,\mu\mathrm{m}$,使角膜剩余基质床足够厚,手术更安全。当中央角膜厚度(CCT)$\geqslant550\,\mu\mathrm{m}$ 时,建议选择 $130\,\mu\mathrm{m}$ 厚度。当 CCT$\geqslant600\,\mu\mathrm{m}$ 时,建议选择 $140\,\mu\mathrm{m}$ 厚度。从理论上讲,更厚的角膜帽有更好的生物力学和稳定性,同时可以保证激光扫描质量好,而且可以为二次矫正提供更多的选择。

(3) Side cut angle(°)

输入边切角度,通常固定 $90°$。$90°$使激光切削路径最短,临床上无须特殊改变。

7.3.4 Incision parameters(切口参数)

(1) Position(°)

输入切口位置,可选择范围 $0\sim359°$,推荐 $60\sim120°$。选择上方 $90°$的切口最佳,设备可将 $90°$切口保存为默认。但从操作方便上看,上方偏颞侧的切口最容易分离及取出透镜。如果医生能左右手操作,则右眼切口位置输入 $120°$,左眼切口位置输入 $60°$;对于右手操作的医生,两眼切口位置均输入 $120°$(需注意:右眼设置 $120°$时,左眼系统默认 $60°$,需改为 $120°$);对于左手操作的医生,两眼切口位置均输入 $60°$。对于长期戴角膜接触镜导致上方角膜缘新生血管多的患者,切口位置最好不选择 $90°$,切口偏颞侧或偏鼻侧设计,可以有效避开血管网、防止切口出血。

(2) Angle(°)

弧度,与宽度联动,无须修改。

(3) Width(mm)

输入切口宽度,推荐 2～4mm。对于初学者,较大的切口设置能更好分辨透镜上、下层,而且可以减少角膜帽被撕裂的风险;较小的切口理论上会提供更好的角膜稳定性和更小的角膜上皮植入风险(图 7 - 13)。

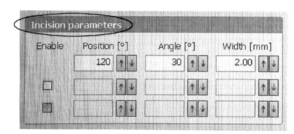

图 7 - 13 切口参数

7.4 Treatment information(治疗信息)

(1) Calculated RST(剩余基质厚度)

当透镜与帽的参数输机完毕后,设备自动显示出剩余角膜基质厚度。设备上允许最低剩余 $250\,\mu m$,临床上推荐剩余 $280\,\mu m$ 以上。如果 RST 值显示小于 $280\,\mu m$,建议适当调整透镜直径、透镜边缘厚度或帽厚度,保证手术安全。

(2) Estimated treatment time(s)

设备根据标准模式给出预计飞秒激光扫描需要的时间,以秒为单位。

(3) Cap parameters(帽参数)

实际的帽的后表面直径和厚度。

(4) Lenticule parameters(透镜参数)

实际的透镜后表面直径和透镜厚度(建议取出透镜厚度 60～140 μm),

包含过渡区和最小透镜边缘厚度(图 7 - 14)。

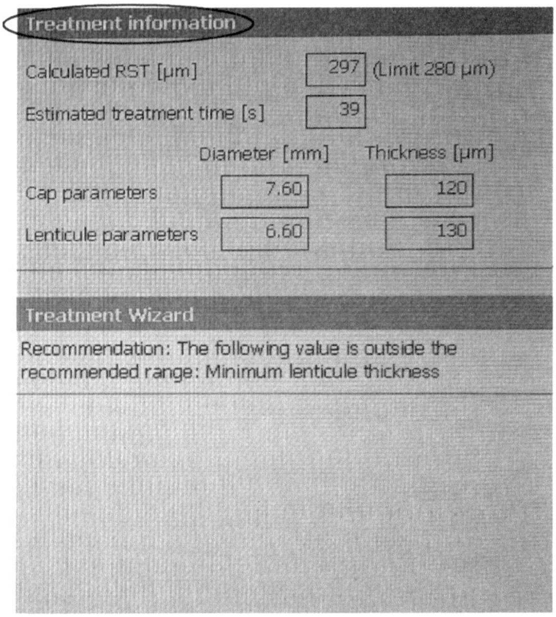

图 7 - 14　治疗信息

7.5　Treatment Wizard(治疗提示板)

任何有关参数输入的问题,都会在此提示。如果没有任何提示,说明输入的设计参数在设备允许的范围内。

8. 无菌准备及系统测试

8.1　无菌准备

8.1.1　手术室环境要求

手术室的面积及尺寸应符合激光机要求的参数标准,手术室内空气必须达到原国家卫生部《消毒技术规范》中规定的 II 类环境空气消毒标准。手术室温度：18～24℃（恒定于此范围的某一值）；相对湿度：＜50%（不同的设备要求不同，以达到要求为准）。

8.1.2 配制冲洗液

（1）结膜囊冲洗液配制

复方氯化钠500ml＋硫酸阿米卡星注射液2ml（图8-1）。

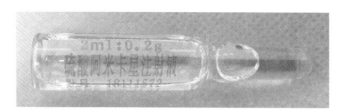

图8-1 硫酸阿米卡星注射液

（2）帽下冲洗液配制

复方氯化钠500ml＋硫酸阿米卡星注射液1ml（0.1g）＋地塞米松注射液5mg。

8.1.3 无菌手术台准备

使用一次性使用手术敷布铺手术台（图8-2）及一次性使用眼科手术洞巾（准分子激光专用，图8-3）。

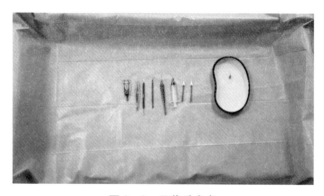

图8-2 无菌手术台

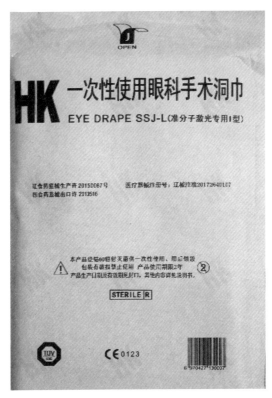

图8-3　准分子激光专用洞巾

采用压力蒸汽灭菌法消毒手术小器械(图8-4)：压力蒸汽灭菌方法是预真空式,灭菌设定温度134℃,压力范围：210.7～229.3 kPa,最短灭菌时间为4分钟。

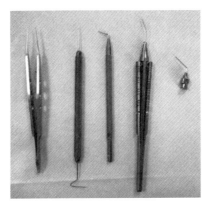

图8-4　SMILE特殊小器械

8.1.4　患者眼睛的无菌准备

① 患者穿上手术衣,戴好手术帽,穿好鞋套,带入清洗间。

② 表面麻药滴眼 1 次,用事先配制好的冲洗液(复方氯化钠 500 ml＋硫酸阿米卡星注射液 2 ml),先冲洗泪道,再冲洗结膜囊;冲洗结膜囊时,让患者眼睛上、下、左、右转动,以便冲洗充分。可以根据患者眼睛状况酌情决定冲洗液体量,一般每眼需要 100～250 ml(图 8－5)。

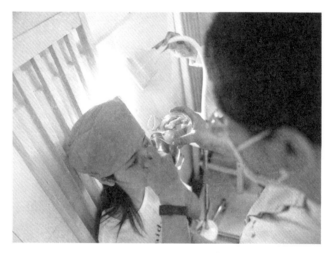

图 8－5　术前洗眼睛

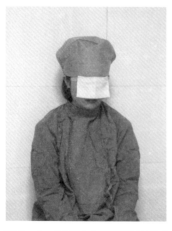

图 8－6　无菌纱布遮眼等待手术

③ 使用安尔碘消毒上、下眼睑及眼睛周围皮肤 2 遍。

④ 用无菌纱布遮盖双眼,让患者闭眼休息等待手术(图 8－6)。

8.2　系统测试

开机,完成手术参数输机,调整程序至 SMILE 治疗模式,将既往使用过的手术治疗包的"滤镜转"(图 8－7)连接到控制面板上,将"接触镜"(图 8－8)置于激光发射口,并轻轻向上抬起。系统自动检测,显示器上的状态栏提示检测过程(图 8 - 9),如检测 100%通过了,用手捏住连接线,按下负压启动按钮,系统声音提示"suction on",设备已启动负压,当负压吸引指示灯亮起 4～5 格(图 8 - 10)时,系统声音提示"ready",表明设备可以使用,再次按负压按钮,系统声音提示"suction off",系统测试结束。

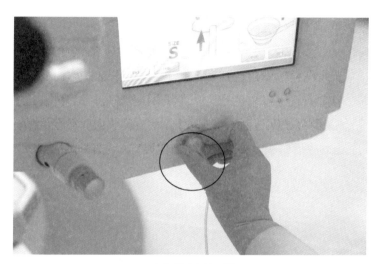

图 8 - 7 "滤镜转"连接到控制面板上

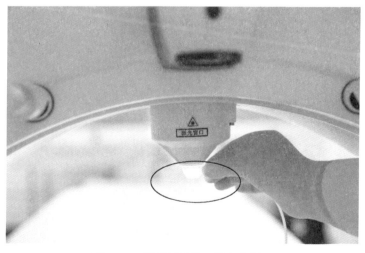

图 8 - 8 "接触镜"置于激光发射口

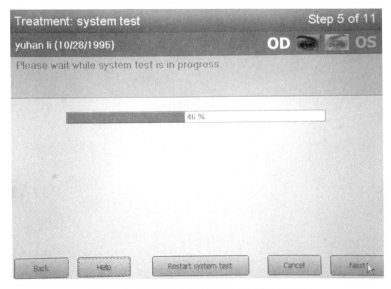

图8-9 显示器上的状态栏提示检测过程

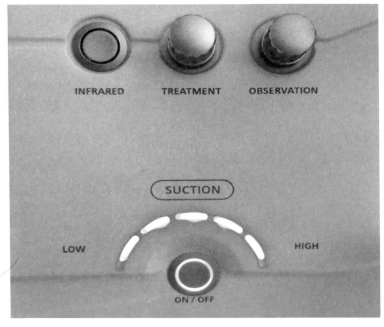

图8-10 负压吸引指示灯亮起4~5格时系统声音
提示"ready"

9. 手术步骤及操作技巧

(1) 在机器右侧的触摸屏上,点击治疗(Treatment)菜单(图9-1),进入手术程序

首先,选取患者资料并进行核对,核对患者一般信息(姓名、出生年月日)及预先已经输入设备里的手术设计参数(图9-2)及激光能量参数(图9-3)。

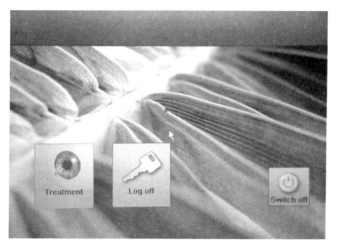

图9-1 点击治疗(Treatment)菜单

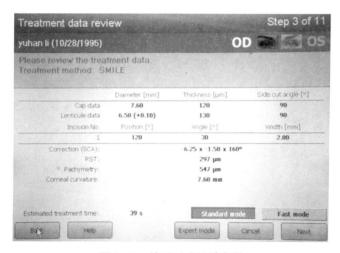

图9-2 核对手术设计参数

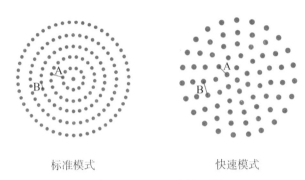

标准模式　　　　　　　　快速模式

A. 行间距（TD）；B. 点间距（SD）

图 9-3　治疗模式图：标准模式；快速模式

技巧

① 技师与患者核对基本信息时，让患者自己说出姓名及出生年、月、日。

② 术者与技师核对近视或散光度数时，不仅读出度数，还要读出"－"号，比如："－5.75 D"读"负 5.75 D"。

③ 在专家模式下，核对激光能量参数，可以根据手术当日激光稳定性及 OBL 出现情况，在激光调整界面对激光能量进行相应调整，可选择标准模式及快速模式（图 9-4）。

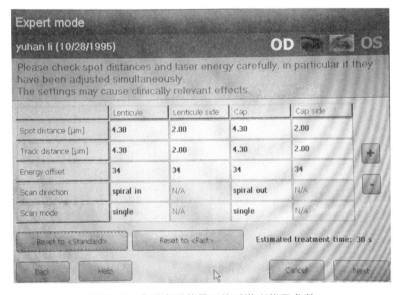

图 9-4　在激光调整界面核对激光能量参数

（2）术前准备

患者平卧手术台上，尽量保持下颌高度与额头高度一致，保持脸的位置是平的，手自然放在身体两侧（图9-5）。

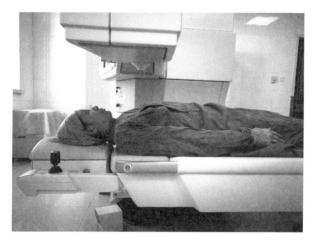

图9-5 手术台上患者体位

技巧

① 患者不宜穿帽衫且上衣不宜太厚。

② 体重超标或脖子短的患者不宜穿高领衫。

③ 女生头发不能扎在脑后。

④ 头位不平则眼位不平，当头位不平时，可以酌情脑后垫敷料，以免影响手术效果。

（3）表面麻醉

手术前2～5分钟，术眼结膜囊内滴入无菌麻醉剂2～3次。

技巧

麻药每次点1～2滴，不宜过多，尤其年龄偏大的患者更不宜多点麻药，否则周切口处的角膜上皮容易剥脱、术后患者异物感重。

（4）选取治疗模式

可以根据需要选取专家模式（Expert mode）、标准模式（Standard mode）或快速模式（Fast mode）。不同治疗模式的点间距、行间距及能量不同，扫描质量不同，速度快慢也不同。一般建议选取专家模式。

(5) 选取合适的手术治疗包并连接,测试激光系统

手术治疗包型号分为大(L)、中(M)、小(S),将选好的治疗包的"滤镜转"连接到控制面板上,将无菌"接触镜"置于激光发射口上,并轻轻向上抬起接触镜,系统开始自动测试,显示器上的状态栏会提示测试进程及是否通过。

技巧

① 通常亚洲人睑裂小、角膜直径小,选 S 型号比较适合,如果选择过大的治疗包,角膜负压吸引环过大,可能将结膜吸引到负压环下,造成术中脱负压。

② 在将治疗包的"滤镜转"连接到控制面板上时,需要连接紧密,否则可影响负压吸引。

③ 将无菌"接触镜"置于激光发射连接口上时,手拿捏"接触镜"侧面(图9-6),不能直接拿捏接触镜面,避免异物或液体污染镜面,影响激光穿透及透镜的切割。

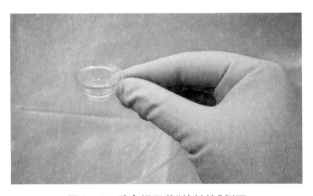

图9-6 手拿捏无菌"接触镜"侧面

(6) 中心定位,启动负压吸引与激光扫描

当设备自检通过后,在确保头位正确的基础上,医生通过调整床位操纵杆将患者术眼移向角膜吸引环,此时嘱咐患者注视闪烁的绿色固视光,医生经目镜的观察光路观察患者的瞳孔位置与水印大小,通过微调床位操纵杆,进行中心定位,当接触镜与角膜表面接触面积(水印)达到80%～90%时(图9-7),迅速启动负压吸引,当吸引处于允许的负压范围内时,系统提示

"ready",开始进行激光扫描。

SMILE激光扫描顺序：先扫描透镜的后表面（从周边向中央扫描），再进行透镜切边，然后扫描透镜的前表面（从中央向周边扫描），最后进行周切口扫描。

技巧

① 在中心定位过程中，如果发现弧形压平镜（接触镜）的镜面有异物（图9-8）或油脂，应立即停下来，及时清理，避免遮挡激光，造成黑区（图9-9）。

② 在中心定位过程中，当水印达到80%的位置时，需要再次提醒患者注视绿色固视光，当发现水印与瞳孔同时偏向一侧时，意味着患者没有主动注视，只有患者主动注视，才能实现以视轴为中心进行定位。

③ 当患者紧张、配合不良时，可以调暗室内光线和治疗光路的光线，避免强光照射导致瞳孔移位，影响术者对中心的判断，临床经验显示大瞳孔下的中心定位不容易偏心。

④ 当患者有较大的散光度数和较大的Kappa角时，可术前标记、术中调整，对位过程要格外仔细，术前设计时可以适当扩大光学区（透镜直径选6.7~7.0mm），有助于保证患者术后的视觉质量。

⑤ 一旦负压启动，室内要保持安静，异常的响动或医护人员不必要的交谈会导致患者分心，造成脱环。

⑥ 在激光扫描过程中，如果吸引环外围的一侧出现泡沫（图9-10），提示负压不均衡，意味着可能即将失吸，此时术者的鼓励会使患者镇静下来，可能完成扫描。

⑦ 在激光扫描过程中，如果发现大面积黑区，应该及时抬起脚踏，终止激光扫描；激光扫描进行10%以内，可以重新开始扫描，继续手术。

⑧ 在激光完成透镜的后表面扫描后，患者注视绿色固视光时可能会变得模糊甚至看不到，此时术者的提醒有助于患者保持眼球不动。

(7) 微透镜的分离及取出

在完成激光扫描后，医生抬起脚踏板，调整床位操纵杆、下移床位、释放接触镜，将患者眼睛移动到手术显微镜下，继续进行透镜分离及取出。

微透镜分离原则：先在周切口处找到透镜上、下边缘，再分离透镜前表面，然后分离透镜后表面，最后完整取出透镜。

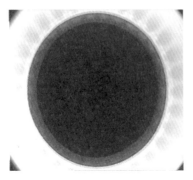

图9-7 水印达到80%～90%时迅速启动负压

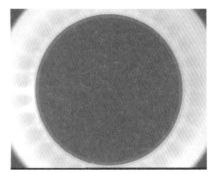

图9-8 接触镜的镜面有棉絮状异物

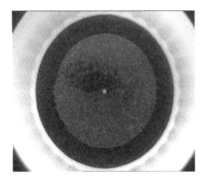

图9-9 油脂遮挡激光造成大面积黑区

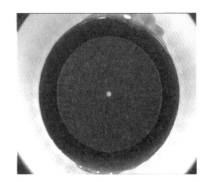

图9-10 吸引环外围泡沫出现,意味着可能失吸

技巧

① 合理利用分离钩,找到透镜上、下边缘(图9-11),再向组织内分离。

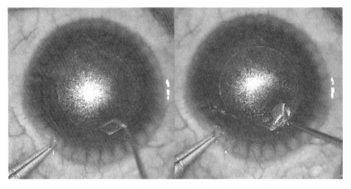

图9-11 利用分离钩寻找透镜上、下边缘

② 寻找微透镜边缘时,尽量避免使用过于尖锐的透镜分离勾。当先分离了透镜后表面、再在角膜帽(cap)上用小勾寻找透镜前表面的边缘时,使用过于尖锐的小勾容易刺破角膜帽或形成假层。

③ 激光扫描质量不好时,分离器容易进入错误层面,当分离阻力很大时,不要强行分离,应该原路退出透镜分离器,再从临近位置重新插入器械,避免分离出"假层"。

④ 钝性分离透镜,分离器的方向要和角膜弧度一致(图 9 - 12),操作要轻柔,尽量不要在瞳孔区反复操作,以免影响术后视觉质量。

⑤ 分离透镜过程中,要观察远端的透镜边缘是否连续、完整,避免透镜边缘残留;同时注意观察近端的周切口,不能用力过猛,防止微切口边缘撕裂或角膜帽穿孔。

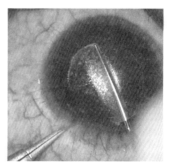

图 9 - 12　钝性分离透镜时分离器的方向和角膜弧度一致

⑥ 当激光扫描质量不好或患者不配合手术时,最好用显微镊子夹住患者角膜缘,固定眼球,虽然单手法分离透镜更微创,但双手法会更安全。

⑦ 当激光扫描质量不理想时,先分离不容易分离的部位(比如黑斑区或OBL 区),分离时最好留存一点透镜边缘以保持剩余区域分离时的张力,适当采用水分离技术,谨防过多的水进入帽下影响对透镜的判断。

⑧ 取透镜时,镊子夹住透镜边缘,向外拉取透镜的动作要轻柔,如果透镜边缘未完全分离,用力过猛将导致透镜断裂、边缘残留。

⑨ 透镜边缘残留通常发生在远端,微小的透镜边缘残留,对视力恢复不会有特别大的影响,若取出困难则不必强行取出(图 9 - 13)。器械反复进出cap(角膜帽),会造成基质床或角膜帽的副损伤以及周切口撕裂,增加术后感染的概率。

⑩ 术中操作应尽量轻柔准确,小心避开角膜缘新生血管网,避免术中出血(图 9 - 14)。如果发生术中出血,应充分冲洗帽下囊袋,避免血液残留于帽下。

(8) 结束手术

取出透镜后,可以选择冲洗帽下或结膜囊,密闭周切口,广谱抗生素滴

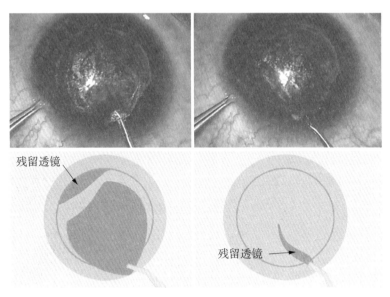

残留透镜

残留透镜

图 9-13 透镜残留后取出的过程

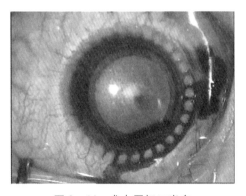

图 9-14 术中周切口出血

眼液和糖皮质激素滴眼,结束手术。

技巧

① 如果手术过程不顺利,小器械反复进出角膜帽下,或泪液、油脂进入帽下,建议取出透镜后进行帽下冲洗,并用吸水棉签密闭周切口。

② 如果术中发现患者结膜囊内油脂较多,术毕最好冲洗结膜囊。

③ 术毕广谱抗生素滴眼液和糖皮质激素滴眼。为方便手术台上使用,可选择妥布霉素地塞米松或氯替泼诺妥布霉素复方制剂的滴眼液,滴眼 1～2 次。

四、术后篇

10. 术后处理及注意事项

10.1 术后处理

术毕广谱抗生素滴眼液和糖皮质激素滴眼液滴眼 1～2 次,可有效减少术后感染、缓解术后早期疼痛等症状。

手术结束后可用裂隙灯显微镜检查术眼,重点观察角膜帽下是否残留异物及周切口是否闭合。如确认无异常,为患者配戴保护性透明眼罩(防止患者揉眼睛)即可离开(图 10 - 1)。

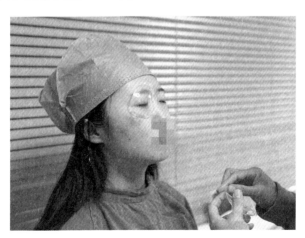

图 10 - 1　戴透明眼罩防止患者术后揉眼睛

10.2 术后注意事项

① 手术当日,当表面麻药的作用消失后,眼睛会有轻微磨痛或异物感,闭眼休息很快就会缓解,频繁眨眼会加重症状甚至流泪。

② 手术当日及术后早期,如果看近处觉得雾蒙蒙、白茫茫,不用担心,这是因为手术时角膜层间取出透镜并进行冲洗,眼睛(角膜)会水肿,随着滴眼药水就会慢慢消失。

③ 术后要注意眼卫生,不能用手揉眼睛,以免感染。如果发现清晨起床眼睛周围有分泌物,可以滴眼药水冲洗一下,然后轻轻闭眼,用湿巾擦拭一下眼周皮肤。尽管 SMILE 仅有 2 mm 小切口,但也需要 1～2 周的愈合时间,所以 2 周内避免洗发液、洗面奶等液体进入眼部,术后 1 个月内不建议游泳等活动。

④ 术后饮食方面需要注意:1 周内不能吃辛辣或刺激性食物,牛羊肉、海鲜等也最好不吃,特别是有过敏体质的人更要注意。

⑤ 对于平时不戴眼镜或配戴眼镜的度数不足,尤其习惯摘掉眼镜看书写字的人,眼肌长期得不到锻炼,调节能力往往很差,术后眼睛的肌肉需要逐渐适应。通常,在术后半个月之内,会觉得看书写字有点发虚或不清晰、眼睛酸胀、容易疲劳、总想闭眼睛,这都是正常现象。因此,术后早期,要改变用眼习惯,尽量避免长时间看书、看手机。如果必须使用手机时,可以把字调大,屏幕光调暗一点,眼睛会稍微舒服一些;如果觉得眼睛疲劳,站在窗口往远处看,或者天气好时到户外散步放松。

⑥ 人的双眼就像双手一样,不会完全一样,两只眼睛分工不同,有视差才有立体视觉,这是正常现象。我们习惯把主要看东西的眼睛叫主视眼,所以无论术前还是术后,两只眼睛视力会不一样,就连术后对疼痛的感觉都会不一样。两只眼睛看东西的清晰度、恢复快慢都是有差异的,所以手术后我们不要两只眼睛做对比。当视力未恢复看不清时,避免开车。

⑦ 术后严格遵医嘱点眼药也很重要。眼药可以预防感染、恢复视力,医生会根据患者眼睛情况及术后视力恢复快慢,调整眼药水的使用次数,因此,术后对每个人滴眼药的要求会有所不同,甚至双眼术后滴药的次数也不同。有的眼药含有激素,长时间使用对眼睛有影响,所以,不能擅做主张自

行停药,更不能长期使用,需要定期复查、在医生指导下及时减量至停药。

⑧ 人眼结膜囊内能容纳的液体量平均为 $0.2 \sim 0.3\,\mu l$,而 1 滴眼药水大约 $0.4\,\mu l$,所以每次滴 1 滴眼药水就足够了,多余的眼药水一部分会从眼角流出来,另一部分会顺着鼻泪管流到我们的嘴里,所以有人会感觉到苦涩味道,这是正常现象。含有激素的眼药,使用之前需要摇一摇,摇匀后每次只滴一滴,不要补滴眼药,不要自行加量或减量,不要擅自停药。眼药水一般需要常温保存,高温和暴晒后不能再使用,夏天车内高温,眼药水不能放置在车里。眼药水一般开封后只能保质 1 个月,没有开封的药物请留意有效期。

⑨ 手术后需要定期复查。

11. 术后随访及用药指导

11.1 术后随访

(1) 随访时间

角膜屈光手术后常规随访时间为术后第 1 天、1 周、1 个月、3 个月、6 个月和 1 年。SMILE 术后最关键的复查时间为术后 1 天、1 周、1 个月。如果术后复查时发现患者角膜水肿明显,可以让患者在术后 3 天、10 天时,增加复查 2 次。

(2) 复查项目

裸眼视力、裂隙灯检查、电脑验光、眼压、角膜地形图;可选择矫正视力、像差及对比敏感度检查。

(3) 指导患者合理用药

11.2 用药指导

11.2.1 抗生素类滴眼液

SMILE 术后常规使用广谱抗生素类滴眼液滴眼,预防术后感染。常用的滴眼液有 0.5% 左氧氟沙星滴眼液、加替沙星滴眼液、妥布霉素滴眼液等。

规范用法：0.5％左氧氟沙星滴眼液，每日 4 次，用药 7～10 天。如果发现术后感染应及时进行细菌培养和药物敏感试验，选择敏感的抗生素药物，以免延误治疗。

（1）左氧氟沙星（levofloxacin）

第三代氟喹诺酮类抗生素，常用浓度：0.5％，半衰期：6～8 小时。杀菌型抗生素，主要作用机制是阻碍 DNA 旋转酶的活性。广谱抗菌，抗菌作用强，对多数肠杆菌科细菌和流感嗜血杆菌、嗜肺军团菌、淋病奈瑟菌等革兰阴性菌有较强的抗菌活性；对金黄色葡萄球菌、肺炎链球菌、化脓性链球菌等革兰阳性菌和肺炎支原体、肺炎衣原体也有抗菌作用，但对厌氧菌和肠球菌的效果较差。对该药品及其他喹诺酮类药物过敏者禁用

（2）加替沙星（gatifloxacin）

第四代氟喹诺酮类抗生素，常用浓度：0.3％，半衰期：7.1 小时。杀菌型抗生素，抑制细菌 DNA 复制、转录和修复过程。广谱抗菌，抗菌作用强，在保留第三代对革兰阴性菌抗菌活性的基础上，增强对革兰阳性菌、厌氧菌、支原体、衣原体的抗菌活性。对革兰阳性菌：表皮葡萄球菌、金黄色葡萄球菌、肺炎链球菌（对青霉素敏感的菌株）；革兰阴性菌：大肠杆菌、流感和副流感嗜血杆菌、肺炎克雷白杆菌、卡他莫拉菌、淋病奈瑟菌、奇异变形杆菌；其他微生物：非结核分枝杆菌、肺炎衣原体、嗜肺性军团杆菌、肺炎支原体均有良好抗菌作用。对该药品及其他喹诺酮类药物过敏者禁用。

（3）妥布霉素（tobramycin）

氨基糖苷类抗生素，常用浓度：0.3％，半衰期：1.9～2.2 小时。杀菌型抗生素，抑制 mRNA 翻译成蛋白质。主要对革兰阴性菌，如绿脓杆菌、大肠埃希菌、克雷白杆菌、肠杆菌属、变形杆菌、枸橼酸杆菌有效。在革兰阳性菌中对葡萄球菌有抗菌活性，但对多数 D 组链球菌感染无效。对该药品及其他氨基糖苷类抗生素过敏者禁用。

11.2.2　糖皮质激素类滴眼液

SMILE 术后常规使用糖皮质激素滴眼液点眼，抑制炎症反应、减轻角膜水肿。由于糖皮质激素有潜在升高眼压的不良反应，术后不宜长期使用，并且需要定期复查眼压。引起眼压升高由弱到强的糖皮质激素滴眼液有氟米

龙、氯替泼诺、醋酸泼尼松龙、地塞米松等。

SMILE 术后如选择醋酸泼尼松龙等较强的糖皮质激素滴眼液滴眼,通常使用 1～2 周,每天 4 次,每次 1 滴,酌情递减至停药,停药后可酌情改用低浓度如 0.1％氟米龙或非甾体抗炎滴眼液,每天 3 次,每次 1～2 滴,用药至术后 1 个月停药。

SMILE 术后如直接选择使用 0.1％氟米龙滴眼液,规范用法为每天 4 次滴眼,每次 1～2 滴,每周减量 1 次,用药 4 周,至术后 1 个月时停药。

(1) 氟米龙(fluoromethalone)

常用浓度:0.1％,半衰期:54 分钟。从眼组织中的消失速度比地塞米松、醋酸泼尼松龙快,对眼压的影响比地塞米松小。

(2) 氯替泼诺(loteprednol)

常用浓度:0.5％,半衰期:1 小时。适用于眼前节炎症的治疗。

(3) 醋酸泼尼龙(prednisolone)

常用浓度:1％,半衰期:30 分钟。快速穿透角膜,滴眼后 30～45 分钟达房水峰值。

(4) 地塞米松(dexamethasone)

常用浓度:0.1％,半衰期:约 190 分钟。作用较泼尼松更强。

当糖皮质激素滴眼液局部点眼时,只有 5％的剂量被眼部吸收,因此眼部并发症的发生概率相对较低。最常见的不良反应是青光眼(12.8％)和后囊下白内障(11％～15％)。糖皮质激素性青光眼的发病机制尚未明确,但主要病理生理基础是房水流出通道阻力增加。眼压升高的幅度和时间取决于药物的效力、浓度、剂量、频率、用药途径及个体敏感性。术后激素性高眼压的患者大部分通过停用糖皮质激素滴眼液,加用降眼压药物可以达到控制眼压的目的。

11.2.3　人工泪液或促进眼表修复的眼用凝胶

SMILE 术后常规使用人工泪液或促进眼表修复的眼用凝胶,其目的如下。

① 缓解患者眼部干涩、异物感等不适症状。

② 促进泪膜稳定性修复并形成完整健康的泪膜。

③ 有利于提高视力和视觉质量。

目前人工泪液种类繁多,建议 SMILE 术后选择使用那些对眼表保护作用良好而又不含防腐剂的人工泪液。常用的人工泪液有玻璃酸钠滴眼液、羧甲基纤维素钠滴眼液、聚乙二醇滴眼液、维生素 A 棕榈酸酯眼用凝胶等。由于玻璃酸钠滴眼液具有良好的保水、润滑、促进损伤角膜上皮修复的作用,因此成为角膜屈光手术后经典用药。规范用法:玻璃酸钠滴眼液,日 4~6 次,每次 1~2 滴,用药 1~3 个月,也可根据患者术后干眼症状酌情延长使用时间。

(1) 玻璃酸钠滴眼液 (sodium hyaluronate)

玻璃酸钠可与纤维连接蛋白结合,通过该作用促进上皮细胞的连接和伸展,促进创伤愈合。此外,由于其分子内可保有众多的水分子,因而具有优异的保水性,防止角膜干燥。一般使用 0.1% 浓度的玻璃酸钠滴眼液,重症疾患以及效果不明显时使用 0.3% 的玻璃酸钠滴眼液。

(2) 羟糖苷滴眼液 (hydroxyglycoside)

复方制剂,其主要成分为右旋糖酐(0.1%),羟丙甲纤维素(0.3%)和甘油(0.2%),减轻由于泪液分泌不足或暴露在风沙、阳光下、久视屏幕等原因所引起的眼部干涩、刺痛等不适症状。

(3) 聚乙烯醇滴眼液 (polyvinyl alcohol)

高分子聚合物,具有亲水性和成膜性,具有良好的生物相容性,改善眼部干燥症状。

(4) 羧甲基纤维素钠滴眼液 (sodium carboxymethylcellulose)

含 0.5% 羧甲基纤维素钠及天然泪液中所含的电解质,缓解眼部干燥的刺激症状同时可补充泪液中的电解质,具有长效的润滑作用。

(5) 羟丙甲纤维素滴眼液 (hydroxypropyl methyl cellulose, HPMC)

半合成的、不活跃的、黏弹性的聚合物,其性质与泪液中的黏弹性物质(主要是黏蛋白)相似,通过聚合物的吸附作用附着于眼球表面,模拟结膜黏蛋白的作用,从而改善眼部黏蛋白减少的状态,并增加泪液减少状态下在眼表滞留时间。

(6) 维生素 A 棕榈酸酯眼用凝胶 (vitamin A palmitate eye gel)

维生素 A 棕榈酸酯凝胶可促进结膜杯状细胞的再生及分泌功能的恢

复,逆转结膜上皮角化和鳞状化生。

11.2.4 降眼压类滴眼液

SMILE 术后常规使用非接触式眼压计(non-contact tonometer,NCT)测量眼内压(intraocular pressure,IOP)。NCT 测眼压的优点是不接触角膜,无须表面麻醉,有效避免了医源性感染,尤其适合近视术后的患者。NCT 是根据 Imberk-Fick 原理设计,它通过气流将角膜中央 3.6 mm 直径的面积压平,从而得到 IOP 值,由于近视术后角膜切削变薄,压平相同面积角膜所需的力减小,使 IOP 测量值较真实眼压值偏低,需要校正。

糖皮质激素滴眼液一直作为近视术后的常规用药,较长时间使用会增加房水流出道阻力,从而升高眼压(IOP)。所以,当 SMILE 术后眼压测量值高于术前眼压测量值时,需要及时调整糖皮质激素滴眼液的使用量,并及时加用降眼压药物。近视术后常用的降眼压药物有噻吗洛尔滴眼液、布林佐胺滴眼液、酒石酸溴莫尼定滴眼液及醋甲唑胺片,使用时需要注意每种药物的不良反应和禁忌证。目前,噻吗洛尔滴眼液是最常使用的降眼压滴眼液。规范用法:0.5%噻吗洛尔滴眼液,每次 1 滴,每天 2 次,间隔 12 小时。

(1) 噻吗洛尔(timolol)及盐酸卡替洛尔滴眼液(carteolol)

每日 2 次,禁用于支气管哮喘者或有支气管哮喘史者、严重慢性阻塞性肺部疾病,窦性心动过缓,Ⅱ度或Ⅲ度房室传导阻滞,明显心衰,心源性休克患者以及对本品过敏的患者。

(2) 布林佐胺滴眼液(brinzolamide)

每日 2 次或 3 次,可以作为对 β 受体阻滞剂无效,或者有使用禁忌证的患者单独的治疗药物,或者作为 β 受体阻滞剂的协同治疗药物。禁用于对布林佐胺过敏者、已知对磺胺过敏者以及严重肾功能不全的患者。

(3) 酒石酸溴莫尼定滴眼液(bromomidine)

每日 2 次,禁用于对酒石酸溴莫尼定过敏或使用单胺氧化酶抑制剂治疗的患者。

(4) 醋甲唑胺片(methazolamide)

初始用药时,每次用 25 mg,每日 2 次;如用药后降眼压效果不理想,每次剂量可加大为 50 mg,每日 2 次。磺胺过敏者禁用。

12. 术后并发症的预防及处理

SMILE 具有"微创、小切口、恢复快、屈光度稳定"的优势,但仍无法避免角膜屈光手术的一些常见的术后并发症,需要预防并及时处理。

(1) 疼痛

SMILE 术后一般疼痛较轻,通常数小时可消失。一般不需要特殊处置,嘱咐患者尽量闭目休息即可。

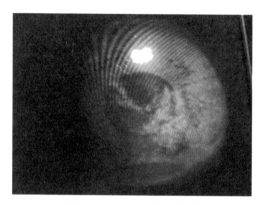

图 12 - 1　SMILE 术后感染

(2) 感染

任何手术均有感染风险,SMILE 取出微透镜后在角膜基质内产生囊袋,若发生感染,可能使感染难以控制(图 12 - 1)。为预防术后感染,术后常规广谱抗生素类滴眼液滴眼 7～10 天,每天 4 次。若发现术后感染,必须及时处理,予以广谱抗生素类滴眼液频滴术眼,并同时做病原学检查,对症治疗,必要时剪开囊袋,彻底冲洗,冲洗液内加入广谱抗生素(如阿米卡星)。

(3) 干眼

手术源性的干眼是常见的术后并发症。虽然 SMILE 手术较好地保留了角膜上皮层、前弹力层和浅基质层内的神经纤维,角膜敏感性下降较少,但术后角膜表面规则性下降以及围手术期药物影响,仍会导致术后早期的眼干、烧灼感等不适症状。术后常规使用人工泪液,多数患者症状可得到缓解。

(4) 激素性青光眼

SMILE 术后常规使用糖皮质激素类滴眼液,一般短时间内使用对眼压不会造成影响,但对激素敏感的患者可能在术后 2～3 周眼压增高。由于角膜屈光术后非接触式眼压计测得的眼压值较真实眼压值偏低,需要医生依据临床经验评估眼压测量值并进行校正,若出现术后眼压升高,需要立即调整激素类滴眼液用量,及时加用降眼压药物,并监测眼压。术后激素性高眼压的患者大部分通过停用糖皮质激素滴眼液,加用降眼压药物可以达到控制眼压的目的。如果发生了激素性青光眼,药物治疗不理想时,可试用选择性激光小梁成形术(selective laser trabeculoplasty, SLT)。

(5) 非感染性弥散性层间角膜炎

SMILE 术后发生弥散性层间角膜炎(diffuse lamellar keratitis, DLK),临床上多表现为非感染性弥漫性角膜帽下炎症细胞浸润,发生时间为手术后 24 小时,裂隙灯下可见细小的白色颗粒样混浊(图 12 - 2)。可能与早期的飞秒激光仪器设备能量较高、手术操作及个体因素等有关。早期可以选择高浓度、穿透性强的糖皮质激素冲击

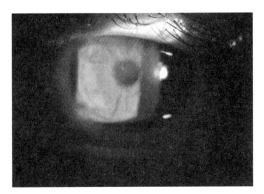

图 12 - 2   术后非感染性弥散性层间角膜炎(DLK)

滴眼,角膜层间混浊明显减轻后激素逐渐减量至停药,同时监测眼压。严重的 DLK 可以进行帽下冲洗,冲洗液内加入地塞米松和抗生素(如阿米卡星)。

(6) 角膜扩张

角膜生物力学稳定是保证良好的术后效果必要条件。SMILE 手术很好的保留着角膜的完整性,并且切口小、恢复快,对角膜生物力学的影响明显减少。为了早发现早干预,每次术后随访时复查角膜地形图,若发现角膜扩张明显,可以选择核黄素角膜交联术。

(7) 欠矫、过矫及屈光回退

术后早期,当验光偏远视时(过矫),适当减少激素滴眼液使用;当验光偏近视时(欠矫),适当增加激素滴眼液使用频次,同时需要监测眼压,必要时增加降眼压药物的使用。由于 SMILE 属于角膜板层手术,术后屈光度相对稳定,较少出现屈光回退,出现屈光回退时使用激素类滴眼液调整屈光度的意

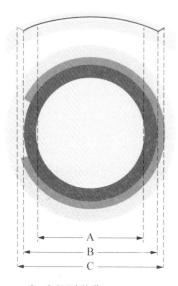

A. 直径(连接带);
B. 外直径(扫描环和边切);
C. 前表面直径(边切)

图 12 - 3　Circle 手术示意图

义不大,可以适当使用降眼压的眼药水(如 0.5%噻吗洛尔滴眼液),密切观察屈光度变化。若选择手术补矫,最好术后 1 年以上,可行表层手术或 circle 手术(图 12 - 3),circle 手术可根据情况选择(图 12 - 4)4 种手术方式。

(8) 视力恢复延迟、视物不清、眩光等视觉不良现象

一般出现在术后早期,少数患者可能会出现视物发雾现象或视力恢复不佳,也有在暗背景下出现眩光的情况,可能与早期角膜水肿有关,随着时间推移及激素类眼药水点眼,可逐渐消失。为了预防眩光的发生,术前需关注患者明、暗室瞳孔大小,在手术设计中可适当扩大光区(透镜直径)。

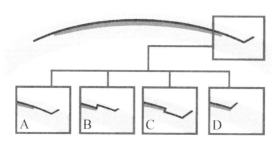

A. 扫描环层间与原层间相同;
B. 扫描环层间高于原层间;
C. 扫描环层间深于原层间;
D. 只做边切

图 12 - 4　4 种手术方式

(9) 角膜板层层间微皱褶

少数患者在角膜透镜取出后,在前弹力层下浅基质处出现微皱褶,多见于中、高度近视眼患者或角膜帽厚度设置过薄的患者,一般不影响视力,早期可以适当延长局部糖皮质激素滴眼液的使用时间。

五、后续篇

随着科学技术的进步、人们思想观念的转变,许多近视患者通过屈光手术成功摘镜。但屈光手术只适用于 18 周岁以上,眼球发育成熟的成年人。对于 18 周岁以下的未成年人,眼睛还处于发育阶段,屈光度还不稳定,无法通过屈光手术进行视力矫正。因此,在 18 周岁之前,我们需要科学防控近视、延缓近视进展、避免近视相关并发症的发生。

13. 近视防控策略

13.1　正确认识近视

13.1.1　近视的定义

从视觉功能上来看,近视是人眼在调节放松状态下,看近正常,看远模糊的一种视觉功能障碍性疾病。从光学原理上来看,近视指的是在睫状肌完全松弛的情况下,远处的平行光线经过眼内屈光系统折射后成像在视网膜之前的屈光状态。

13.1.2　近视的发病率

近年来,随着电子产品的普及、课业负担加重和户外活动的减少,全球罹患近视的人口不断增加,近视已成为全球关注的重点公共卫生问题之一。有调查显示,近视眼在全世界的发病率达 25% 以上,美国青少年近视的发病率为33%,而在中国、新加坡、日本等亚洲国家,青少年近视的发病率达70%以上。目前,我国已成为近视发病率最高,患病人数最多的国家。据不完全统计,1985年,我国小学生近视发病率为8.82%,初中生为28.17%,高中生为46.88%;1999年,小学生近视发病率为30.04%,初中生为41.81%,高中生为60.28%;2004年,小学生近视发病率为32.5%,初中生为28.17%,高中生为46.88%;2018年,小学生近视率为36.0%,初中生近视率为71.6%,高中生近视率为81.0%。

从上述数据中,我们不难发现,随着近视发病率逐年增高,近视低龄化的现状愈演愈烈,近视已经成为影响学生健康的主要问题,引起了全社会的关注。国家教育部等八部门于2018年出台了《综合防控儿童青少年近视实施方案》,从政府、学校、家庭、学生等各个方面为青少年近视防控提供重要指南,旨在到2030年,实现全国儿童青少年新发近视率明显下降,视力健康整体水平显著提升:6岁儿童近视率控制在3%左右;小学生近视率下降到38%以下;初中生近视率下降到60%以下;高中阶段学生近视率下降到70%以下;国家学生体质健康标准达标优秀率达25%以上。然而,近视防控是一项艰巨的任务,我们要从近视的发病机制入手,在源头上遏制近视的发生。

13.1.3 近视的发病机制

近视的发生和发展理论较为复杂,目前尚无统一定论,但比较公认的理论学说主要有遗传学说、环境学说、形觉剥夺学说和生物化学学说。

1. 遗传学说

近视眼的发生具有家族倾向,如高个子的父母生下来的孩子大多个子也高,而高度近视眼的父母所生下来的孩子患有近视的可能性也远高于正常孩子,父母是否患有近视会影响子女的近视患病率。在Mutti等的研究中发现,父母均无近视、父母一方有近视、父母双方均有近视的少年儿童近视患病率分别为6.3%、18.2%、32.9%,而同卵双胞胎近视的发病率也明显高于异卵双胞胎。

遗传因素在近视眼的发病机制中占有重要的地位,尤其是高度近视。高度近视以多种遗传方式遗传,包括常染色体显性遗传、常染色体隐性遗传和性连锁隐性遗传方式等,但以常染色体隐性遗传最多见,另外也存在多基因遗传。

人类基因组组织基因命名委员会识别的近视眼基因位点有 Xq28、18p11.3、12q21-q23、7q36、17q21-q22、22q12、11p13、3q26、4q12、8p23、4q22-q27、2q37.1、Xq23-q25 及 1p36 等,其中报道较多的 5 个基因位点有:①MYP1(Xq28),该基因定位在 Xq27.3-Xq28 上,有两个间隔区分别是 34.4 cm 及 6.8 cm;②MYP2(18p11.3),定位在 D18S63 和 D18S52 之间的 0.8 cm 区域内;③MYP3(12q21-q23),定位于 12q21-q23 区域内;④MYP4(7q36),定位于 7q36 上一个 11.7 cm 的临界区域内;⑤MYP5(17q21-q22),定位在 17q21-q22 的 7.71cm 区域内。其中除 MYP1 的遗传模式为 X -性连锁隐性遗传外,MYP2、MYP3、MYP4、MYP5 的遗传模式均为常染色体显性遗传。2004 年,Stambolian 等开始寻找与轻、中度近视相关的易感基因,目前已经确定的基因是 MYP6,定位于 22q12。

除上述几种研究较多的基因外,还有学者认为与近视眼相关的候选基因有四十余种,这些基因的发现大部分都来自对高度近视眼患者的研究,如 PA 髓基因变异与中国南方人高度近视眼易感性之间存在关联性;对高度近视眼与正常人进行单链构象多态性分析发现了代谢性谷氨酸受体 6(glutamate receptor metabotropic 6,GRM6)基因的突变;对外显子测序发现转化生长因子 β(transforming growth factor bata,TGF-β)和转化生长诱导因子(transforming growth interacting factor,TGIF)基因是 MYP2 相关性近视眼的作用基因;对华裔家系成员进行分析,证实了 MYOC 基因是近视眼的易感基因;对 520 例高度近视眼进行全基因组扫描染色体定位,发现 21q22 染色体上的阳性标记属于尿调节素样 1(uromodulin1,UMODL1)基因,对细胞与基质间的粘连起重要作用。

其他的候选基因还有胰岛素样生长因子基因、Ⅰ型胶原基因和纤维蛋白基因等,但是有些候选基因的发现只是个例,有学者提出了质疑。因此,候选基因的确定仍需要大样本资料证实。

2. 环境学说

流行病学研究显示,环境因素对近视的发生和发展起到重要作用,如受教育情况、社会经济地位、光照条件、学习习惯和营养情况等与近视眼的形成密切相关。

(1) 教育经济因素

近视的发病率及近视的程度与其受教育的水平呈正相关。一项针对中国 7～9 岁儿童近视患病率的调查发现,经济发达地区的儿童近视患病率高于经济落后地区的儿童。在研究其他相对独立的种族过程中也得到了类似的结论。这种强烈的对比在地域之间表现如此明显,说明教育因素和经济发展是近视发生发展的重要影响因素,其可能原因是经济条件较好的人群近距离用眼的时间多,发生近视的概率高,而经济条件较差的人群,户外活动的时间较长,因此近视的发病率较低。

(2) 习惯因素

习惯因素包括工作距离、工作时间、阅读习惯和终端显示屏的使用强度等,这些因素的独立或共同作用,对眼的屈光状态产生一定的影响,造成视网膜上影像对比度、空间分辨率和眼的离焦状态等方面的改变。近距离用眼是产生近视并促进近视发展的关键因素,原因包括:产生的调节滞后、视网膜周边离焦、因头部姿势所导致的对比度下降等,如果不近距离阅读,近视发病率会明显下降。长时间用眼中"长时间"是重点,由于长时间近距离工作,调节和集合使眼内肌和眼外肌作用于巩膜,使眼内压持续增高,导致玻璃体腔扩大,眼轴增长。

(3) 光照因素

光是视觉产生的基础,光照不足是视觉负荷太重的原因,要为眼睛减负就要保证充分的照明。Ashby 等研究小组证实了光强度作为单一因素,在一定范围内有助于近视的延缓。该研究小组用不同强度的光照射形觉剥夺性小鸡近视眼模型后发现:与普通光照强度相比(500 lx),随着光照强度的提高(15 000 lx 和 30 000 lx),延缓近视的作用逐渐增强。Hua 等研究发现,适当提高学校教室内光照亮度可以显著降低儿童近视眼的发生率,延缓近视度数和眼轴的进展。Cui 等的研究显示,光照累积时间长的,眼轴的增长速度减慢,近视的进展速度也相应延缓。足够的光照能控制近视发展的原因可能是因为光照能够刺激视网膜产生多巴胺,而多巴胺对视觉系统的信号有传递与调控的作用,可以延缓眼轴增长。

(4) 营养因素

营养因素也是当前研究内容之一。研究发现,喜欢素食的民族近视发病率高,可能动物蛋白质摄入量少是近视眼诱发因素之一。此外,不合理的高糖、高蛋白质的饮食,微量元素的不平衡摄取也是近视眼发生和发展的可能原因。

3. 形觉剥夺学说

遗传学说和环境学说的支持者们一直争论不休,直到人们在视觉基础实验研究中发现,如果视网膜上不能获得清晰的图像,眼轴便会延长,导致近视,由此引出了一个崭新的理论——形觉剥夺理论。Wiesel 把猕猴的眼睑半缝合,在眼前形成半透明视觉迷雾模糊状态,18 个月后打开眼睑,验光检查发现,猕猴被缝合眼出现了 $-13.5\,D$ 的近视,眼轴长度增加了 20%。也有学者用眼罩遮盖新生小鸡单眼全视野,发现全遮盖眼较对照眼眼球体积明显增大,玻璃体腔径明显加长,角膜变凸,角膜屈光度增大。此后的其他实验如人工角膜混浊法和角膜接触镜法等多种形觉剥夺方法也被证明均能使动物产生近视。

长时间近距离阅读也是一种特殊类型的形觉剥夺。阅读时,只有视网膜黄斑中心凹能够获得充分的视觉刺激,而其他部位缺乏足够的刺激,导致大多数视网膜细胞活性降低。此外,眼镜屈光度不合适、镜片着色与划痕、握笔姿势不正确以及刘海过长等都会形成视觉干扰,造成眼睛的形觉剥夺。

4. 生物化学学说

目前研究显示,眼内许多生物活性物质的变化与近视的发生和发展密切相关。

(1) 多巴胺(dopamine, DA)

DA 对视觉系统的信号有传递与调控的作用。在形觉剥夺动物模型近视眼中,玻璃体及视网膜间质中的 DA 含量减少,玻璃体腔增长且巩膜变薄、眼轴伸长,局部应用多巴胺兴奋剂阿扑吗啡,可以阻断形觉剥夺性近视的发生,眼球不再伸长,可见多巴胺的释放与眼轴的生长呈负相关。

(2) M 受体拮抗剂

M 受体可能是通过作用于视网膜色素上皮、脉络膜及巩膜来调节眼球的生长,多种 M 受体拮抗剂有阻断近视的作用,可证实 M 受体参与近视的发展过程。阿托品是一种非选择性 M 受体拮抗剂,是通过作用于视网膜外组织(脉络膜、视网膜色素上皮,巩膜等)的 M 受体或通过非胆碱能系统抑制眼球生长。哌仑西平(pirenzepine)是一种 M1 受体选择性的抗胆碱药,亦能抑制形觉剥夺性近视眼的眼轴延长,可以阻止近视眼的发展。在其他选择性 M 受体拮抗剂的研究中,Cottriall 等发现,选择性 M4 受体拮抗剂喜巴辛(himbacine)亦能阻止实验性近视眼的发展。

(3) 视黄醛

视黄醛是维生素 A 的活性代谢产物,眼底组织可以大量吸收视黄醛。在形觉剥夺和负透镜诱导的动物近视眼模型中,视网膜、脉络膜及巩膜中的视黄醛均有所增加,并且脉络膜中的视黄醛改变最大。因此,形觉剥夺动物模型眼近视的发生、发展与视黄醛代谢过程的改变有关。

(4) 五羟色胺(5-hydroxytryptamine, 5-HT)

5-HT 能改变视网膜无长突细胞的信号传递,增加眼压,收缩眼内血管,而且还是一种有丝分裂原在眼内视网膜内核层无长突细胞中的亚群表达。实验结果提示 5-HT 对透镜诱导性近视有诱发作用,对形觉剥夺性近视未发现显著作用,但具体的作用机制不明。

(5) 血管活性肠肽(vasoactive intestinal peptide, VIP)

VIP 是视网膜上参与眼球生长的多肽,在形觉剥夺性近视眼中,视网膜上的 VIP 水平高。由于外源性的 VIP 在体外不稳定,易被水解为一些具有 VIP 拮抗剂性质的小片段,因此推测 VIP 对形觉剥夺性近视的部分抑制作用是源于 VIP 拮抗剂性作用。

(6) 基质金属蛋白酶(matrix metalloproteinase, MMP)

巩膜的 MMP 能降解巩膜基质中的多种大分子。研究发现,形觉剥夺眼后巩膜中 MMP 活性明显高于对照眼。由此可见,形觉剥夺性近视的形成和恢复过程中存在巩膜主动塑型过程。

此外,一氧化氮(NO)以及与眼球发育有关的成纤维细胞生长因子(fibroblast growth factors,FGF)、转化生长因子- D(transforming growth factors-D, TGF-D)和肝细胞生长因子-II(hepatocyte growth factors-II,HGF-II)等,都得到体外实验证实,与剥夺性近视的形成有关。

13.2 近视的预防

13.2.1 用眼距离和时间

当下,学生"上网课"成为主流。据教育部最近发布的调研结果显示:每天上网课总时长 1 小时以内的,近视检出率是 45.8%,超过 4 小时的则提升至 76.7%,网课时长对孩子视力产生了非常直接的影响。专家建议,非学习目的的电子产品使用单次不宜超过 15 分钟,每天累计不宜超过 1 小时,使用电子产品学习 30～40 分钟后,应休息远眺放松 10 分钟,年龄越小,连续使用电子产品的时间应越短。

此外,合理的用眼距离和用眼时间,有 2 个很重要的原则要遵守:**"一拳、一尺、一寸"**法则:读书写字时,胸口距离桌子一拳远;眼睛距离书本一尺(33 cm)远;握笔手指距离笔尖一寸距离。**"20 - 20 - 20"**法则:每次近距离用眼 20 分钟,要眺望 20 英尺(6 m)以外,时间长达 20 秒。

13.2.2 户外活动

近视防控的最好对策便是增加户外活动时间,保持每天 2 小时、每周 14 小时以上的户外活动,可让青少年近视发生率降低 10% 以上。需要注意的一点是,户外活动一定要在白天,晚上对改善视力无效。这主要是因为:太阳光的光照强度比室内光照强度高,白天光线更加充足;白天在室外活动,我们的眼睛长期保持注视远处,减少了近距离用眼;紫外线照射能够使视网膜释放大量多巴胺,而多巴胺有助于延缓近视发展和眼轴增长;另外,高强度光照可使瞳孔缩小、景深增加,也能起到抑制近视的作用。

户外活动时,建议多进行足球、高尔夫球、乒乓球和羽毛球等运动。足球和高尔夫球场地在室外,在绿色草坪上或田野中运动,视野更加开阔。乒乓球和羽毛球运动中,由于球的快速运动,眼睛要随着球而动,促使眼睫状肌不断运动,交替放松和收缩,促进了睫状肌的血液供应和发育,从而也起到视力保健的作用,减轻视力疲劳。

13.2.3　用眼习惯

习惯方面,要做到家-教-医结合。研究发现,从出生到 3 岁,眼轴快速生长,3 岁以后眼轴呈缓慢增长;7 岁时儿童眼轴约为 23 mm,15 岁眼轴约为 24 mm,接近于成人水平,因此近视预防越早越好。

1～3 岁是视力保养的幼儿期。从一开始养成良好用眼习惯,对孩子今后的学习和生活至关重要。这一时期,孩子会有更长的娱乐时间,如看书、画画、看动画片等。看书或画画时,要注意坐姿端正,眼睛距书本 1 尺左右,20 分/次为宜,遵循"3 个 1"原则和"3 个 20"原则。

3～6 岁为学龄前期。这一时期,要定期带孩子到医院检查视力,尤其是父母中有近视的,应尽早开始对儿童视力进行监测。特别是要分别查两眼视力,以便发现单眼视力异常。因为视力不好的一眼常常失去使用机会而发展成为弱视,无论是近视还是弱视,越早治疗、效果越好。视力检查应每 3～6 个月做一次,发现异常及时矫治。怀疑眼部异常的儿童可以在这一阶段进行散瞳验光,散瞳可根据检查情况进行一次或多次,以便对儿童的眼发育和屈光发展及变化进行有效预测和干预。

7 岁以后,进入学龄期,课业负担逐渐加重,现实中很难保证合理的用眼要求,这一阶段的近视防控,不能仅仅依靠家庭和学生,需要全社会各界共同努力。国家层面的举措就是改革教育制度,从根本上减轻青少年课业负担,过重的课业负担是造成学生近距离用眼时间过长,导致近视发生的重要原因。学校要努力提高教师教学水平,不断改进教学方法,提高课堂教学效率,严格控制学生在校学习时间及自习时间。课间休息时间尽量远眺,使眼睛适当放松。避免躺卧阅读、避免在走路或乘车时阅读、控制看电视和玩游戏机的时间,每天累计不能超过 2 小时。居家学习时,家长要注意限制孩子的近距离写作业时间,可以经常带孩子向远处眺望,引导孩子努力辨认远处的一个目标,这样有利于眼部肌肉的放松。如果学校发现孩子视力下降,应及时告知家长,引起重视,并且指导家长采取相关的措施,家长接到学校的告知书和指导意见,应带孩子到有资质的医院或专科医院做视光学检查,确认视力低下的程度、性质和采取相应的干预措施,然后将信息及时反馈校方。即使未发现眼部异常,每 3～6 个月,也应到医院复查,监测视力和屈光度变化。

13.2.4 光照条件

看书时光线充足是预防近视的重要措施之一。动物模型研究发现,每日接受4000lx的光照强度可以避免形觉剥夺型近视的发生。且随着光照强度的降低,形觉剥夺型近视的发生率和进展程度逐渐升高。Cohen 等对不同可见光强度的研究中发现,在较低光照度水平下饲养的小鸡更容易发生近视。

为提高光照度,可直接引入太阳光或对现有发光体进行组合的方式达到全光谱照明的目的,如混合白炽灯、卤素灯、LED 灯等,但要注意光的强度、角度,不是光越亮越好,随着光照强度的进一步增强,成为一种白光污染时,过强光会使视网膜不能接受清晰的物像,在一定程度产生形觉剥夺,抑制人体内多巴胺的合成,成为近视眼发展的促进因素。看书最适合的是自然光线,因为这种光线柔和均匀,眼睛不容易疲劳,而过强或过弱的光照均不利于近视眼的防控。

13.2.5 屈光发育档案的建立

孩子还未确诊近视之前,家长最担心的就是怎样发现儿童近视的苗头,从而及时阻止近视发生或延缓近视进展。建立屈光发育档案是最好的近视预警方法。对近视来说,屈光度的变化比视力变化更敏感,即使视力正常但屈光状态也可能异常,如散光、远视、视疲劳、圆锥角膜等。屈光发育档案就是有计划地了解、记录儿童的屈光发育过程和接受屈光服务的情况,进一步了解儿童青少年群体近视发生发展规律,为开展个性化近视防控提供基础。

13.2.6 营养因素

1. 膳食

膳食均衡、粗细搭配、荤素搭配、保证微量元素和维生素的补充是近视防控的有力举措。维生素 A 是保持眼睛健康不可或缺的微量元素,具有促进眼内感光色素生成的能力,能预防夜盲症和眼睛的辨色能力,减少眼疲劳与眼睛干涩,主要存在于蛋黄、牛奶、鱼肝油、动物肝脏及各种蔬菜中,尤其是黄色和绿色蔬菜。豆类为眼睛提供了激活维生素 A 所需的锌,同时豆类也是植物蛋白含量最高的食物,应当多食用豆类食物。维生素 B 在牛奶、瘦肉、蛋及酵母制品中含量丰富,维生素 C 以深绿色或黄红色蔬菜和水果中含量最高,如石榴、柠檬、柑橘等,但是维生素 C 含量高的水果和蔬菜营养成分容易被破坏,应以生食为佳。禽蛋中的锌和蛋白质含量较高,能够不断地补充组织修补更新的需要,且禽蛋内含有叶黄素和玉米黄素,有助于降低黄斑病变的风险,从而保护视力。小麦胚芽含有较多的维生素 E,它是一种抗氧化剂,可防止细胞受到损害。蓝莓中的花青素可促进视网膜细胞中视紫质的再生成,而视紫质是良好视力不可或缺的物质,平时应注意补充。

2. 茶饮

(1) 菊花茶

菊花含有挥发油、菊苷、维生素 A、维生素 B 等成分,具有散风清热、平肝明目、调利血脉的作用,用于治疗目赤肿痛、眼目昏花能收到较好的效果。

(2) 决明子茶

决明子为豆科植物决明的成熟种子,含有能激活乳酸脱氢酶的物质,从而增加三磷酸腺苷的含量,对视神经有保护作用,也能有效预防近视眼及延缓白内障的发展。此外,枸杞子、金银花、五味子、麦冬、龙眼肉也可作为明目茶饮。

3. 药物干预

(1) 7-甲基黄嘌呤

巩膜组织胶原纤维异常是眼轴增长的主要原因,增加巩膜组织内胶原含量及抗拉力一直是近视相关药物研究的重点。7-甲基黄嘌呤是一类非选择性腺苷受体拮抗剂,动物实验表明,用添加 7-甲基黄嘌呤的饲料喂养幼兔10 周后,发现兔眼后极部巩膜胶原含量及胶原纤维直径增加。另有研究表明,7-甲基黄嘌呤不仅能够降低形觉剥夺性豚鼠的近视度数、抑制眼轴的增长,而且能控制因形觉剥夺性近视引起的巩膜组织结构的改变,如后极部巩膜变薄及胶原纤维直径变细等。

(2) 胆碱能受体拮抗剂

胆碱能受体拮抗剂是最早用于治疗近视的药物,具有阻断胆碱能神经对睫状肌和瞳孔括约肌的支配作用,可以有效地阻断调节及调节痉挛。临床常用的胆碱能受体拮抗剂有阿托品、哌仑西平、消旋山莨菪碱等。

1）阿托品

阿托品一种非选择性的 M 受体拮抗剂，它的疗效与浓度呈正相关，浓度越高，近视控制效果越好，但是药物引起的不良反应也越明显。1％浓度是最常见的治疗剂量，但其瞳孔散大、畏光、调节力下降等不良反应的出现，影响了它的临床推广和应用。此外，阿托品易导致过敏性结膜炎以及由瞳孔扩大导致的视网膜光损害、白内障。低浓度阿托品可以大幅度降低上述不良反应的发生，也可以提高患者的耐受性和依从性。研究表明，0.02％的阿托品是不引起临床症状、不使瞳孔散大的最高浓度，被认为是具有临床应用前景的控制近视进展的药物。使用低浓度阿托品后不仅近视眼进展慢，眼轴增长少，而且临床不良反应少，停药后反弹效应不明显。

2）哌仑西平

由于非选择性的 M 受体拮抗剂阿托品存在明显的不良反应，使得选择性的 M1 受体拮抗剂——哌仑西平成为试验首选。哌仑西平阻止实验性近视眼发展的作用确切，作用机制可能是哌仑西平降低了视网膜胆碱水平，从而影响眼球生长，也可能直接作用于视网膜或脉络膜的 M 受体而影响眼球生长。研究显示，哌仑西平的作用效果虽不如阿托品明显，但不良反应明显少于阿托品。

3）山莨菪碱

目前，临床上常用的是合成的消旋山莨菪碱，一种阿托品的同类药，药效相对弱，极少引起中枢兴奋症状，同时调节障碍和瞳孔扩大的不良反应比阿托品要小得多，使用过程中不影响学生的正常学习。临床应用中，消旋山莨菪碱常被制成滴眼液，对调控眼球的生长和眼轴延长的作用确切，而且治疗过程中未出现明显药物不良反应的情况，可作为防治儿童、青少年假性近视的首选药物。

（3）多巴胺(DA)

DA 在眼部的功能很多，主要是调节光适应过程中视网膜神经元回路和 RPE 生理功能的改变，包括 RPE 细胞的色素播散和水平细胞的解偶联等。正常生理条件下，DA 是光适应性化学信号，能对光刺激产生反应，将信息传递给视锥细胞而抑制视杆细胞电活动，通过 D1、D2 受体机制，以剂量依赖的方式对形觉剥夺性近视起保护作用,抑制近视的发展。此外,DA对视网膜具有营养功能,参与其生理节律、生长、发育、细胞死亡的调节以及近视眼模型的形成等。

4. 中医预防

(1) 针灸治疗

针灸疗法控制近视眼的机制可能是通过使副交感神经兴奋性降低或交感神经兴奋性增高,改善颈内动脉和眼动脉的血流状况、解除血管壁平滑肌的痉挛、恢复血管的舒缩功能及缓解睫状肌痉挛,改善神经和肌肉的营养,放松调节,缓解疲劳,从而达到预防青少年近视的目的。但由于青少年近视眼患者的年龄普通较小,采用针灸治疗的部位多分布在眼周,故存在危险性,且针灸治疗疗程相对较长,也制约了针灸疗法的临床应用。

(2) 耳穴贴压

中医学认为,耳可集中反映全身各组织器官的情况,耳穴贴压疗法可激活机体的调节功能,调整眼部的经气改善供血情况及调整各脏腑之间的平衡,但目前的临床研究样本量普遍较少,结果的可信度较低,从而影响采用耳穴贴压疗法的临床推广。

(3) 中医按摩

按摩治疗近视眼其实就是以指法代替针法,运用按摩穴位调整人体阴阳平衡,促使经络疏通,调节气血、缓解眼部肌肉疲劳、增强晶状体弹性、改善眼部营养及促进血液循环等,使眼部疲劳得以缓解,从而达到防治近视的目的。研究表明,通过中医按摩可以控制青少年近视眼的进一步发展。

(4) 按摩激发点

眼睛由于过度疲劳而形成的视物模糊往往会在头颈部形成酸痛激发点,而这些激发点正是由于眼部或身体其他部位长期疲劳紧张造成的。对头颈部周围激发点的按摩,能够释放解除这些激发点,从而达到缓解眼睛疲劳的作用。这对于长期用眼过度而形成的眼周疲劳消除效果尤为明显。建议:每天按摩激发点2~3次,每次5~10分钟。此外,按压眼球(每次按一只眼睛)也是一种很好的健眼方法,用双手食指指腹,压力以微微酸胀为度,时间5~10秒,每天可做一次,这种方法初用时最好有医生或康复师指导。

（5）颈椎正骨

有的近视眼是由于颈椎小关节紊乱造成的，颈椎紊乱的关节可以压迫颈椎神经和血管，进而造成颈部周围肌肉的紧张与痉挛。这需要通过手法正骨，或通过整脊而使紊乱的颈椎关节得以排列整齐，有时会对眼睛近视问题起到立竿见影的效果。

（6）点明目穴

中医经络理论中的按摩穴位对近视有独到的防治方法。经络理论认为人体存在不少能够明目的穴位，如位于小腿部外侧的光明穴，位于手腕部的养老穴，位于后颈部的风池穴、翳明穴，位于眼部周围的睛明穴、鱼腰穴、太阳穴、承泣穴等。每天轮流按摩穴位 3～5 个，每穴（双侧）按摩 3～5 分钟。

（7）冷热湿敷

每天早、晚洗脸时可以用热水、凉水对眼睛进行冷、热交替敷贴，每次 30 秒到 1 分钟，能促进眼睛周围血液循环，放松紧张的眼部肌肉，从而缓解眼疲劳。

（8）中药治疗

中药治疗包括内服和外敷两种治疗策略。内服中药不良反应少，学生易接受，具有一定优势。有中医学者研究认为近视为虚证，与肝肾脾有关，故治法多用补益肝肾、健脾益气等，酌用活血、通络、解痉等。外用药物是通过外敷眼眶及眼眶周围穴位或者熏蒸眼部以达舒筋活络、熄风解痉、养肝明目之功效。

5. 视觉训练

视觉训练是利用光学或物理学方法，对眼睛的视觉系统产生一定的认知负荷，从而提高视觉功能，改善和修复视力异常。目前我国针对视觉训练的研究样本量普遍较小，随访时间不够长，所以视觉训练能否真正控制近视的发生发展有待进一步研究和探讨。

（1）眼保健操

眼保健操是应用中医学的理论和专家进行编排创立，在我国已经延续几十年，是通过对眼部周围穴位的按摩，使眼内血液循环通畅，以达到解除睫状肌紧张或痉挛、消除视疲劳的目的。做眼保健操时，应闭上眼睛，按摩动作要轻慢、穴位准确。

(2) 晶状体操

晶状体操的方法很多,理论上都是远近交替注视。一种方法是将手掌放在眼前 20～30 cm 处,看手纹 1～2 分钟,然后看远处目标 1～2 分钟,如此反复连续数次。另一种方法是,将眼的视线处从眼前 0.5 米逐渐移远至 1 米、2 米、3 米直至 5 米或更远的地方进行凝视,通过睫状肌的放松和收缩调节晶状体弹性和形态的改变,达到消除视疲劳的目的,此方法不但对近视有帮助,对远视、老视同样适用。

(3) 眼球转动

眼球的转动需要眼内外肌协调用力配合,长期练习,能够起到对眼肌的功能锻炼和协调平衡作用。可以每天有意识地顺时针、逆时针转动眼球,转动眼球的时候上眼睑也要随之运动使视野达到极限,速度要缓慢,头部要固定不动,只动眼球。

(4) "呬"字发声

"呬"字发声,为"六字诀"中的一个功法,六字诀是中国传统的通过特殊发声的保健气功功法。其中的"呬"字发声训练对眼睛放松尤其有效。动作要求先放松全身,排除杂念,自然呼吸,默坐宁神或自然仰卧放松,做较深呼吸练习,在呼气时发"呬"音。每天练习 20～30 分钟。

13.3 近视的治疗

13.3.1 框架眼镜

儿童、青少年正处于生长发育期,眼睛调节能力强,配镜前必须进行散瞳验光,鉴别真性近视还是假性近视,并让眼睛在放松的状态下,验得精确的度数。年龄小于 7 岁者应选择 1%阿托品眼膏或凝胶散瞳;7～13 岁者可选用 1%盐酸环喷托酯滴眼液散瞳;13～19 岁者选择 0.5%复方托吡卡胺滴眼液散瞳。散瞳后采取电脑验光、检影验光和综合验光等多种方式进行规范验光。规范验光后,根据配镜需求选择适宜眼镜类型,配戴合适屈光度的眼镜。不同儿童的近视状态不同,验配眼镜也不能完全统一标准,要结合双眼视功能、调节力等其他因素综合考虑,配镜合适比准确更重要。

1. 如何选择适宜的镜片类型?

(1) 单光球面镜片

此类镜片只有一个焦点,镜片屈光度主要保证看远清晰,但看近处时,镜片度数相对偏高,久而久之,会增加睫状肌收缩,加重疲劳,使近视度数加深。因此,此类镜片只适合屈光度较小的儿童。

(2) 非球面镜片

非球面曲率的特征为从中央到周边曲率半径逐渐变化,使周边屈光度变低,与周边较平坦的曲率对应,减少周边离焦,以获得更好的视觉效果,适用于屈光度较大、角膜曲率正常或略平者。

(3) 渐变多焦点镜片

在一块镜片上有不同屈光度的镜片叫作渐变多焦点镜片,通过上部光区看远处目标,下部光区看近处目标,上下光区之间由多个焦点过渡,从而保证每个距离都能找到相对应的度数,减轻眼睛疲劳,适合为了控制近视进展的青少年儿童和有不同距离视觉需要的人群。渐变多焦点镜片更适用于老视患者和远视患者,因其视近屈光力不够或因视近需要更多的调节力,戴渐变多焦点镜片能减少看近时所需要的调节力以减轻视疲劳。如果儿童想要使用渐变多焦点镜片,要注意以下情况:内斜视儿童适合,外斜视儿童不适合;眼轴或曲率不正常的儿童戴镜效果不好;病理性近视儿童戴镜效果不好。

(4) 染色镜片

是把镜片浸泡在含有色素的热水中对表面进行染色,起到装饰作用,也可以使中心和边缘厚度不同的镜片颜色达到一致,解决了近视患者佩戴彩色眼镜的问题,常见的有红色镜片、灰色镜片、绿色镜片、棕色镜片和黄色镜片。

(5) 变色镜片

灰色变色镜片是在镜片本来成分中添加氯化银、氧化亚铜等成分,使镜片变色速度增加数百倍以上。灰色镜片可吸收 300～330 nm 的紫外线,适合患有青光眼、电光性眼炎、角膜炎和畏光者佩戴。黄色变色镜片是添加了氧化硅、氧化锂、氧化银和氧化铝等成分的镜片,热处理后变成由浅黄到橙黄色的镜片,吸收 450 nm 以下的紫外线,降低可见光的透过率,适合长时间在室外工作者佩戴。茶色变色镜片的化学组成为氧化硅、氧化铝、氧化硼和卤化银等,并加入了钴、镍、锰等着色剂,该镜片原始透射比是85%,变色后透射比降为30%左右。蓝色变色镜片的底色为纯正蓝色,在紫外线照射后变成深蓝色,是添加了二氧化硅、氢氧化铝、硼酸、氧化锆和硝酸银等成分,能吸收380~400 nm的紫外线,容易消除眼疲劳。此类镜片适用于对比敏感度差的患者。

(6) 其他类型的镜片

主要指含有特殊功能的镜片,如减少旁中心远视性离焦的镜片,适合近视增长快的近视和轴性近视,但不适合病理性近视和外斜视患者。

2. 如何选择适宜的镜架类型?

(1) 金属镜架

主要包括铜合金、镍合金和贵金属三大类,要求一定的硬度和弹性,要耐磨、耐腐蚀,有光泽,因此,金属镜架表面大多需要加工处理。铜锌合金呈黄色,便于切削,但容易变色,常用于制作低档眼镜架和鼻托等。镍铜合金具有很好的强度和弹性,焊接牢固,因此常用于制作中档眼镜架。钛合金镜架密度小、强大高、韧性好、耐腐蚀、耐撞击、耐热,加工难度略大,常用于制作中高档镜架。金及其合金属于贵金属,但纯金太柔软,一般不用纯金制作眼镜架,而采用金银合金或金铜合金。还有铂金、包金、钯和铑等稀有金属制成的合金镜架,价格昂贵,相当于钻石在宝石中的地位,生活中使用较少。

(2) 树脂镜架

主要采用塑料为原材料,可塑性好,硬度大,外观漂亮,着色性好,制造简单,生产效率高,成本低。

(3) 天然材料

用于制作镜架的天然材料有玳瑁、动物头角和木材等,目前常见的是玳瑁镜架。玳瑁镜架是用龟科动物玳瑁的甲做成的,有独特光泽,很少变形、密度小、耐用、漂亮、加工容易,属于高档镜架,缺点是材料容易断裂。由于玳瑁是禁止捕捉的动物,玳瑁镜架已经越来越少。

13.3.2 角膜接触镜

1. 软性隐形眼镜

与框架眼镜相比,软性隐形眼镜(soft contact lens,SCL)不受框架限制,对鼻梁和耳郭没有负担,视野明显开阔,成像大小不受影响,尤其适合运动员、演员及某些特殊职业者。隐形眼镜含水量高、透气,但由于材料带电荷,容易吸附蛋白产生沉淀。SCL 的设计参数包括基弧、曲率、直径、矢高、周边弧和厚度,选择镜片时,要充分考虑镜片与眼表形态和屈光状态的适应性,观察镜片中心定位、松紧度、移动度、舒适度和视力情况,选择合适的 SCL。

近年来,为迎合不同人群的需求,市场上逐渐出现特殊功能的 SCL,包括多焦点 SCL、散光性 toric SCL 等。研究显示,与普通单焦点 SCL 相比,多焦点 SCL 可显著降低近视进展率,控制效果甚至优于角膜塑形镜,更适用于因角膜曲率太平或太陡不适合配塑形镜或配戴塑形镜后镜片顽固性偏位的儿童。toric SCL 更适合于有明显角膜散光的患者,但角膜散光轴位的稳定是关键。每一次眨眼,上、下眼睑对于镜片会产生旋转力量,引起镜片轴位改变,所以目前厂家在设计 toric 镜片的时候,想方设法尽量减少眼睑的干扰,不同厂家使用不同的方法和设计去维持 SCL 在角膜表面的稳定性,如棱镜稳定法、动力性稳定法(双薄稳定法)、截边稳定法、周围棱镜稳定法和四点平衡稳定法等。但需要注意的是,长期佩戴 SCL 可能引起角膜上皮水肿、新生血管形成、角膜上皮剥脱、角膜溃疡和巨乳头性结膜炎等不良反应,要正确佩戴,每天清洗并定期复查。

2. 硬性透气性角膜接触镜

与 SCL 不同,硬性透气性角膜接触镜(rigid gas permeable contact lens,RGPCL)材料中添加了硅、氟等高透氧聚合物,既提高了镜片的透氧性,又保证材料的牢固性,并且具有更好的湿润性和抗沉淀性,比 SCL 更适合长期配戴。临床研究表明,RGPCL 控制近视进展的疗效是确切的,其机制可能是 RGPCL 具有一定硬度,在瞬目时,可对角膜产生一定的压迫作用,这种压迫作用能有效防止角膜曲率进一步增大,从而减少了角膜的屈光度及角膜的散光,进而控制了眼球总屈光度的进展。另外,RGPCL 直接佩戴在角膜表面,成像更清晰,视野更开阔,视觉体验更好。RGPCL 应用范围广,对处于视力发展的关键阶段、近视度增长很快的儿童,尤其是高度近视儿童,推荐佩戴 RGPCL 以延缓近视的增长,对于高度散光、圆锥角膜患者,RGPCL 也同样适用,尤其适合角膜不规则散光者,但一定要注意正确操作,定期复查,避免接触镜相关并发症的出现。

3. 角膜塑形镜

角膜塑形镜(orthokeratology lens)是一类特殊的硬性透气性角膜接触镜,早期又称 OK 镜,是目前公认的能够安全减缓近视发展的有效手段。它采用逆几何形态设计镜片内表面,使镜片不与角膜平行,镜片中央平坦而周边陡峭,而角膜是中央陡峭而周边平坦,这样在镜片和角膜之间制造一些间隙使泪液分布不均,利用泪液产生的流体力学效应,达到矫形效果。角膜塑形镜改善近视的作用机制可能与以下几个因素有关:通过机械压迫,角膜曲率逐渐由陡到平;角膜上皮细胞向周边推移,使得角膜上皮重新分配;通过压缩上皮细胞,使得角膜中央上皮变薄;在压力作用下,细胞间液逐渐由中央向周边转移;细胞有丝分裂的增加使得周边部位细胞增生;夜间佩戴阻止或减缓了上皮细胞脱落,增加了中周部上皮厚度;上皮细胞长期代谢改变使基质生理及解剖结构改变。

角膜塑形镜的发展也经历更新换代,在技术不断进步的过程中,镜片的透氧性和佩戴的舒适度也不断提高。目前临床常用的角膜塑形镜主要有两类,设计原理分别是视觉重塑治疗(vision shaping treatment,VST)设计和角膜屈光矫治(corneal refractive therapy,CRT)设计。VST 设计的镜片有明显弧段分区,分别为基弧区(中央光学区或治疗区)、反转弧区、定位弧区(配适弧区)和周边弧区,各个弧段的参数是联动的,调整某一参数要考虑到对其他参数的影响。CRT 镜片的可调整参数包括基弧、反转区深度(return zone depth,RZD)和着陆角(landing zone angle,LZA),3 个区域参数变化相对独立,是以镜片总矢高变化为基础,镜片单个参数调整对总体影响少,而且 CRT 镜片更薄、异物感更小、佩戴更舒适,但价格相对更高,使用寿命相对更短。

与 RGPCL 不同的是,角膜塑形镜是夜晚戴镜,白天摘镜,因日间镜片已取出,更适合日间活动量大的儿童佩戴,避免了镜片丢失、破损甚至损害眼睛的风险,尤其适合年龄小、近视进展快而视功能未完全发育成熟的 18 岁以下的患者。一般情况下,佩戴者眼部情况应满足以下条件:近视小于 5.00D,顺规散光小于 1.50D,逆规散光小于 1.00D;角膜平坦曲率 41.00D~45.00D;暗适应下瞳孔直径小于 8mm;角膜 e 值为 0.2~0.5;患者个人卫生情况好,能理解角膜塑形术的原理并能承担相关费用。然而,高度近视、大曲率的儿童不适合佩戴角膜塑形镜,这类儿童可以选择框架眼镜、多焦 SCL 或 RGPCL 控制近视发展。

需要注意的是,角膜塑形术不是一种手术,不能从根本上矫正近视,而是一种可逆性的物理矫形手段,需要长期佩戴才能保持塑形效果,停戴一段时间后,角膜会恢复到原有形状和屈光度,建议佩戴角膜塑形镜到18周岁以上、眼球发育成熟、屈光度稳定后,再行屈光手术以达到摘镜的目的。

14. 其他手术治疗

14.1 非激光角膜屈光手术

14.1.1 放射状角膜切开术

放射状角膜切开术（radial keratotomy，RK）手术从 1978 年开始在我国普及,该项手术保留角膜中央光学区,于角膜周边区行数条板层放射状切口,使周边区角膜张力降低而膨隆,中央区相对扁平,从而降低屈光力,达到矫正近视的目的。但由于该手术降幅有限,术后屈光度不稳定、安全性和预测性差、角膜永久瘢痕等原因,该手术已经淘汰,被激光角膜屈光手术所取代。

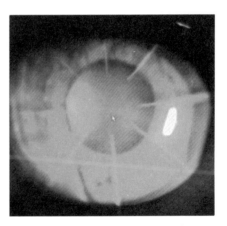

图 14-1 RK 术后（角膜荧光染色照片）

14.1.2 角膜胶原交联术

角膜胶原交联术(corneal collagen cross-linking，CXL)是治疗角膜扩张的新方法,2003 年被首次报道。CXL 手术过程包括两个部分,第一部分是利用核黄素作为光敏剂,使其渗入到胶原内;第二部分是紫外线照射角膜产生活性氧,进一步与多种分子作用,形成共价键,增加角膜强度。此项手术适用于角膜扩张性病变,包括圆锥角膜和屈光术后的角膜扩张等,也有学者开始尝试将CXL用于角膜溃疡的治疗。操作过程中,紫外线照射必须均匀,局部过强照射会导致损伤,局部过低照射会降低疗效,术后早期会有角膜水肿、角膜神经损伤甚至少量内皮细胞损伤,需要半年至一年的恢复时间。

14.1.3 角膜热成形术

角膜热成形术通过对角膜局部加热,使角膜局部胶原纤维收缩,引起相应部位角膜曲率改变。根据角膜灼烧点不同,该手术理论上可以矫正各种屈光不正,但手术矫正近视的效果不如其他手术好,早期采用热探针使温度和时间难以控制,手术疗效可能并不好。一般认为,55℃～60℃为佳,升高到65℃～70℃,胶原纤维会松解,温度继续升高,胶原纤维坏死,角膜损伤。激光的出现使这个问题得到改善,形成激光角膜热成形术(laser thermal keratoplasty,LTK)。LTK手术区位于光学区外,且操作简单,是一种相对安全的手术。

14.1.4 角膜基质环植入术

角膜基质环植入术(intrastromal corneal ring segments,ICRS)通过在旁中央区角膜层间植入一对由特殊材料制成的角膜基质环,使周边角膜变凸,中央变扁平,从而降低中央区屈光力,达到矫正近视的目的。该手术适用于无法用框架眼镜或角膜接触镜矫正视力的患者,包括圆锥角膜患者,但手术需要缝线,术后可能出现散光,缝线拆除后散光逐渐好转。

14.2 其他手术

其他角膜手术还包括角膜楔形切除术、角膜松解切开术、角膜磨镶术、角膜表面镜片术、角膜内镜片术等,但由于这些手术对设备要求高、操作技术复杂、手术效果不确切和并发症多等原因,在临床上应用并不广泛,不再赘述。鉴于角膜屈光手术适应证的限制,并不是所有患者都适合角膜屈光手术,作为角膜手术的补充,晶状体手术和巩膜手术也在近视治疗领域得到长足发展。

14.2.1　晶状体手术

晶状体手术的发展经历了漫长的过程,在患者对视觉质量期望值不断提高的前提下,晶状体手术已经从复明手术变成更高要求的屈光手术。白内障手术作为晶状体手术的主流,经历了白内障囊内摘除术、白内障囊外摘除术、超声乳化白内障摘除术、激光辅助白内障摘除术等多个阶段,白内障摘除后人眼成为无晶状体眼,表现为高度远视状态,需要附加一个凸透镜来提高视力,这又促进了人工晶状体植入术的发展。从白内障人工晶状体植入术的手术中得到启发,又出现了有晶状体眼的人工晶状体(phakic intraocular lens,PIOL)植入术。PIOL植入术是要在患者原有屈光系统中添加一个光学元件(在角膜和晶状体之间再植入一个人工晶状体),根据人工晶状体的解剖位置,又分为前房型和后房型(图14-2,图14-3)。

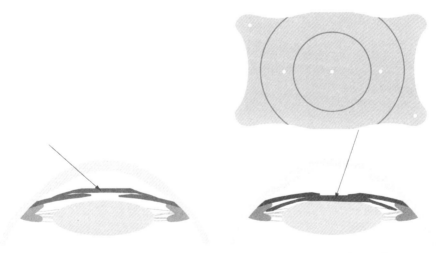

图 14-2　前房型晶体　　　　　　图 14-3　后房型晶体

(1) 前房型(房角固定型)
房角固定,稳定性好,但容易引起角膜内皮损伤,现已停止使用。
(2) 前房型(虹膜夹型)
固定于虹膜中部组织中,适应面广,长度8.5mm。

(3) 后房型(睫状沟固定型)

水凝胶材料,单片设计,可折叠,推注器植入。矫正范围:−3.00～−20.0D,长度有 11.5mm、12.0mm、12.5mm、13.0mm 可供选择。

(4) 后房型(悬浮型)

硅凝胶材料,单片设计,植入镊植入。矫正范围−3.0D～−25.0D,长度为 10.8mm 和 11.3mm。

(5) 特殊类型的人工晶状体

双凸曲面人工晶状体适合散光较大的患者或者以散光为主要屈光不正的患者,但术中要调整晶状体位置角度、轴向,否则容易发生移位、旋转。

PIOL 植入术适合近视度数相对较高,角膜厚度相对较薄而不能接受角膜屈光手术的患者,但也要注意术中操作轻柔规范,以免引起植入物相关并发症。PIOL 有可能与自身晶状体接触而损伤自身晶状体,且房水成分改变,晶状体代谢紊乱,引起慢性炎症的代谢反应;前房型人工晶状体容易与角膜接触,引起角膜内皮失代偿;后房型人工晶状体使后房空间缩小,加之黏弹剂堵塞、缩瞳不充分、虹膜周切口未能开放、人工晶状体前表面紧贴虹膜,引起瞳孔阻滞,继发眼压升高;人工晶体祥固定于睫状沟内,使虹膜前推,引起虹膜周边前粘连,房角关闭引起继发眼压升高;出现严重的眼内炎的可能。

14.2.2　巩膜手术

高度近视眼导致巩膜扩张变薄,后巩膜葡萄肿形成并不断增大、玻璃体腔扩大、眼轴延长,随着近视度数加深,脉络膜和视网膜跟随后巩膜被动扩张。研究表明,传统的后巩膜加固术以及新兴的巩膜交联术可能会一定程度上限制后巩膜扩张。

(1) 后巩膜加固术

后巩膜加固术适用于屈光度数进行性增加的高度近视患者,手术采用异体巩膜或硬脑膜等材料加固变薄的眼球后部巩膜,融合形成厚度增加、强度增大的"新巩膜",抑制眼轴增长、稳定近视度数、加强后极部结构,以达到控制黄斑及后极部视网膜变性发生和发展的目的。但是,后巩膜加固术不能使薄弱的巩膜组织内部结构获得再生和联结,疗效与形成的新巩膜的位置有关,且手术加固的部位主要是后极部,对赤道部加固不足,不能完全控制近视增长。

(2)巩膜胶原交联术

此手术用于治疗因巩膜胶原的生成减少、降解增加而导致的一类与巩膜变薄相关的疾病。研究显示,正视眼的巩膜胶原纤维以交织和板层两种形式存在,交织状态占优势,而近视眼巩膜胶原纤维排列紊乱,胶原纤维分布多为板层结构,且胶原直径减小、长度缩短,这种组织学改变是近视发生、发展的关键。胶原交联疗法则可通过提高巩膜胶原纤维的张力和稳定性来增加巩膜的强度、改变巩膜的生物力学性质、增强巩膜的抗牵拉能力、防止发生后巩膜葡萄肿,从而抑制高度近视眼向病理性近视眼转变。

巩膜交联术又包括物理交联和化学交联。物理交联常用的方法为核黄素-紫外光胶原交联术,而化学交联则是通过组织浸泡甘油醛或京尼平实现。对兔眼进行的巩膜胶原交联疗法显示,交联治疗能够使兔眼的巩膜机械力提高3倍,同时组织学检查发现视网膜细胞及色素上皮细胞较正常,未出现组织损伤。也有研究表明,兔眼在接受巩膜胶原交联疗法后视网膜出现了不可逆的组织损伤,这可能与紫外光在治疗过程中穿透巩膜有关。总之,目前巩膜交联术还在实验阶段,实际临床疗效还未见确切报道。

15. 近视常见问题问答

15.1 如何区分真性近视还是假性近视?

成年人睫状肌的调节力减弱,故一般不需麻痹即可进行验光配镜,而儿童的调节力较强,为了精确配镜,儿童验光前需使用睫状肌麻痹剂(散瞳药)来消除调节对屈光度的影响。若散瞳后,近视小于0.50D,我们叫假性近视,做调节放松训练、解除调节痉挛可逐渐恢复视力,无须戴镜。若散瞳后还有0.50D以上的近视,我们叫真性近视,应尽早配镜、定期复查,根据复查情况,及时调整镜片度数,若度数增长过快,建议佩戴角膜塑形镜来控制近视进展。

15.2 散瞳对孩子眼睛有伤害吗?

很多家长担心,散瞳会伤害孩子的眼睛,其实,只要严格遵守医嘱,合理地使用散瞳药物是安全的。散瞳本质上就是通过药物作用麻痹睫状肌,从而使瞳孔散大,排除孩子调节力对屈光度的影响,也就是排除掉假性近视。散瞳期间眼睛的主要改变有:瞳孔散大,进光量多,孩子出现畏光;散瞳后睫状肌麻痹,眼睛调节力丧失,看近困难。但这些改变都是暂时的、可逆的,是可以慢慢恢复的,从长远来看,散瞳不会对眼睛造成威胁,是排除真性近视和假性近视的必要手段。

15.3 近视不戴镜会怎么样?

近视并不仅仅会引起裸眼视力下降,一旦确诊为真性近视,应坚持戴镜。对于低中度近视眼,本身眼睛结构无异常,一般不出现并发症。但如果不戴镜,眼睛进一步疲劳,近视度数不断增长。形成高度近视后,眼轴不断拉长,赤道部眼球扩张,眼球前后径拉长,出现后巩膜变薄、后巩膜葡萄肿,同时伴随视盘旁萎缩弧、黄斑病变、黄斑裂孔、视网膜变性、视网膜裂孔等并发症,此外,还常伴有白内障、青光眼、玻璃体液化、玻璃体混浊、玻璃体后脱离等眼部疾病,严重威胁视力和视功能,降低视觉质量,从而影响生活质量。

15.4 配了眼镜后,需要一直戴吗?

经常有家长询问,配了眼镜,但是不愿意一直给孩子戴,这样对孩子是否有害,能不能用眼时戴,不用眼时不戴? 实际上,一旦确诊真性近视,就应坚持戴镜。对于早期近视,由于对视力影响不是很大,可以看近时不戴,看远时戴,如果近视度数略大,视力下降明显,不戴镜的话,孩子看不清东西,眯着眼睛看东西,会使眼睛疲劳,近视发展速度更快,这种情况下,眼镜要一直戴。

15.5 长期戴眼镜,眼睛会变形吗?

这是一个误区,戴眼镜只是一种矫正手段,目的是提高视力,并不会引起眼睛变形。眼睛变形的原因有:框架形成对鼻梁的压迫,给人一种眼球突出的错觉;轴性近视眼轴拉长,引起眼球突出;凹透镜的折射作用,形成视觉上的错觉。因此,近视患者应该戴镜。

15.6 近视是能够治愈的吗?

很多家长不愿意接受孩子已经近视的事实,更不愿意给孩子戴眼镜,宁愿相信"近视是能够通过某些手段彻底治愈"的谣言。从目前国内外现有医疗技术来说,一旦确诊真性近视,是无法通过任何手段治愈的,近视引起的不仅仅是视力下降和屈光度改变,还伴随着巩膜弹性减退、眼轴拉长和视网膜病变等解剖异常,我们无法通过按摩、理疗等诸多手段逆转这种改变,因此也无法治愈近视,我们能做的,只是尽量控制和延缓近视进展。

15.7 防蓝光眼镜可以防止近视吗?

防蓝光眼镜在框架眼镜市场是非常热门的,主要适用于长期使用电子产品的人群佩戴。电子产品屏幕发射出的光中含有蓝光成分,这种眼镜最大的作用就是过滤掉其中的蓝光成分,避免蓝光对眼底黄斑的损害,但是对近视并没有作用,不能预防近视,也不能治疗近视。

15.8 屈光参差如何治疗?

两眼的屈光状态在性质和程度上有显著差异者,称为屈光参差。临床上常将两眼屈光度相差 ±2.50 D 以上者称为屈光参差。两眼屈光度每差 0.25 D,视网膜成像大小相差 0.5%,如果屈光度相差 2.50 D,视网膜成像大小相差 5%,产生融像障碍。矫正屈光参差的基本原则是:对于一眼近视,一眼正视力者,尽量矫正近视眼;一眼远视,一眼正视者,可适度过矫远视眼,使其产生轻度近视,减少双眼参差量;一眼近视,一眼远视力者,若无交替视力时,均可降低屈光度,减少双眼参差量,若出现交替视力,使近视眼矫正到最佳视力;双眼近视者,若不复视,建议完全矫正,若存在复视,欠矫高度眼,足矫低度眼,以减轻成像差异。

除了框架眼镜外,更好的治疗方案为佩戴角膜接触镜或行屈光手术。屈光参差患者本身融像困难、缺乏良好的立体视(两视网膜成像大小和清晰度不同),再加上框架眼镜跟角膜之间存在的镜眼距导致成像进一步缩小、失真,容易引起头晕、恶心等不适,角膜接触镜或屈光手术不存在镜眼距,镜片直接戴在角膜表面或相当于把镜片戴在角膜表面或植入眼内,避免了镜眼距对成像的干扰,视觉质量更佳。

15.9　近视合并散光如何治疗?

临床工作中,我们经常会遇到近视合并散光的儿童,家长普遍都能明白近视发病的原理,却对散光产生困惑。从定义上说,散光是指眼球在不同子午线上屈光力不同,平行光线入眼经过屈光系统折射后,不能在视网膜上形成焦点,而是形成两条焦线和最小弥散斑的屈光状态。一个简单的比喻,假设眼睛是一个球体,但生理上,眼睛并无法像皮球那样成为完美的圆球形,而是生长成像橄榄球一样的椭球形,平行光线经过椭球形的不同位置就会形成不同方向和大小的偏折力,无法聚焦形成清晰的图像。

散光又包括规则散光和不规则散光。规则散光通过佩戴框架眼镜是比较容易矫正的。对轻度散光患者,如无视疲劳、视力下降等不适可不配镜,但如果出现症状,即使散光度数不高也应予以矫正。对高度散光患者,原则上需全部矫正,但易出现视物变形、头晕头痛等症状,对于这类散光,可适当降低矫正度数,慢慢适应后逐步增加至全部矫正。不规则散光主要是病理性因素导致的,如角膜外伤、角膜病变和角膜术后瘢痕愈合等,框架眼镜常常达不到良好的矫正效果,易出现不适症状,需要特殊设计的角膜接触镜才能矫正,包括复曲面设计的软性隐形眼镜和 RGP 镜等。

15.10　近视合并斜视如何治疗?

正常情况下,双眼注视同一物体,物像分别落在双眼视网膜对应位置上(黄斑中心凹上),双眼影像经中枢整合融为一体。斜视是指所成的像一眼落在黄斑中心凹上,一眼落在黄斑中心凹外,成像位置不对应,无法经中枢整合成一个像,出现复视。斜视不单单影响美观,如不及时治疗,会造成视觉功能异常。

斜视又分为调节性斜视、部分调节性斜视和非调节性斜视,所以首次发现斜视,要做睫状肌麻痹验光,排除调节力的影响。对于 10° 以内的调节性斜视,戴镜后每 3~6 个月复查,经过一段时间即可矫正。对于部分调节性斜视,戴镜后斜视可得到部分矫正,余下部分需要手术治疗。对于非调节性斜视,尽早手术为好,以争取获得双眼视觉。近视合并外斜视,配镜应尽量足矫,配合集合训练。近视合并内斜视,应适当欠矫,做散开训练,效果不佳的可以佩戴三棱镜。垂直斜视并不适合训练,可使用三棱镜或者手术治疗。如斜视形成弱视,只能改善美观,不易恢复双眼视觉。

15.11 近视合并弱视如何治疗?

弱视是指单眼或者双眼最佳矫正视力下降,但眼部检查并无器质性病变。但单纯近视性弱视是不存在的。高度近视、近视合并大散光、近视性屈光参差和近视性斜视可能会引起矫正视力欠佳,形成弱视。高度近视常常导致眼部病理性改变,出现如白内障、青光眼、玻璃体浑浊、玻璃体后脱离、黄斑病变、视网膜变性、视网膜裂孔等并发症,无法通过戴镜提高视力。这类弱视,并不是真正意义上的弱视,而是由于眼部器质性病变引起的,只能系统治疗相关并发症,配镜尽量足矫,以期达到最佳矫正视力。对于散光性弱视,原则上不增不减、足量矫正,按散光处理原则配镜,酌情减量。对于屈光参差性弱视,尽量足矫,达到双眼最佳矫正视力,但如果无法做到,可忽略弱视眼,以提高较好眼最佳矫正视力为准。近视性斜视往往不会引起弱视,建议行睫状肌麻痹后验光,排除屈光不正性斜视,给予完全矫正,若确实存在弱视,戴镜后配合弱视治疗。

15.12 圆锥角膜引起的近视如何治疗?

圆锥角膜是以角膜中央进行性变薄并向前突出扩张呈圆锥状引发高度近视和不规则散光的一种非炎症性角膜病变。根据病情发展,临床上常将圆锥角膜的病变阶段进行分期,分期如下。

潜伏期:很难诊断,一般一眼确诊圆锥角膜,另一眼再出现屈光不正时,就考虑圆锥角膜。

早期:以屈光不正为主,戴镜能完全矫正,可以使用框架眼镜、RGP 镜、角膜基质环植入术和角膜胶原交联术。

中期:框架眼镜矫正视力小于 1.0,RGP 镜可以完全矫正,角膜厚度大于 $400\,\mu m$,裂隙灯下角膜中央变薄、前突,需用 RGP 镜、表层镜片术或角膜交联术治疗。

晚期：视力无法矫正，角膜厚度小于 $400\,\mu m$，后弹力层破裂、角膜水肿、角膜混浊、新生血管长入、角膜瘢痕形成，永久性视力障碍，RGP 镜无法矫正，需要行角膜移植，全层瘢痕，考虑穿透性角膜移植术，如果未形成全层瘢痕，建议行深板层角膜移植术。

参考文献

［1］中华医学会眼科学分会角膜病学组. 激光角膜屈光手术临床诊疗专家共识
（2015 年）［J］. 中华眼科杂志，2015，51（4）：249－254.

［2］Schiötz H. Ein Fall von hochgradigem Hornhautastigmatismus nach
Starextraction Besserung auf operativem W ege［J］. Arch fur Augen-
Heilk，1885，15：178－181.

［3］Faber E. Operative Behandeling van Astigmatisme［J］. Ned Tijdschr
Geneeskd，1895，2：495.

［4］Lucciola J. Traitement chirurgical del'astigmatimie［J］. Arch Opthalmo-
logie，1896，16：630－638.

［5］L. J. Lans. Experimentelle Untersuchungen über Entstehung von
Astigmatismus durch nicht-perforirende Corneawunden［J］. Albrecht Von
Graefes Archiv Für Ophthalmologie，1970，45（1）：117－152.

［6］Sato T. Treatment of conical cornea（incision of Desçemet's membrane）
［J］. Acta Soc Ophthalmol Jpn，1939，43：541.

［7］Sato T，Akiyama K，Shibata H. A new surgical approach to myopia
［J］. American Journal of Ophthalmology，1953，36（6）：823－829.

［8］Kawano H，Uesugi Y，Nakayasu K，Kanai A. Long-term follow-up for
bullous keratopathy after sato-type anterior-posterior corneal refractive
surgery［J］. Am J Ophthalmol，2003，136：1154－1155.

［9］Fyodorov，SN. Operation of dosaged dissection of corneal circular ligament
in cases of myopia of mild degree［J］. Annals of Ophthalmology，1979，11
（12）：1885.

［10］Waring GO 3rd，Moffitt SD，Gelender H，et al. Rationale for and design
of the National Eye Institute Prospective Evaluation of Radial Keratotomy
（PERK）Study［J］. Ophthalmology，1983，90：40－58.

[11] Schanzlin DJ, Santos VR, W aring GO 3rd, et al. Diurnal change in refraction, corneal curvature, visual acuity, and intraocular pressure after radial keratotomy in the PERK Study [J]. Ophthalmology, 1986, 93: 167 - 175.

[12] Barraquer JI. Queratoplastia refractiva. Estudios e Informaciones Oftalmológicas [J]. 1949, 10: 1 - 21.

[13] Basov N G, Danilychev V A, Popov Y M. Stimulated emission in the vacuum ultraviolet region [J]. Soviet Journal of quantum electronics, 1971, 1(1): 18.

[14] Munnerlyn CR, Koons SJ, Marshall J. Photorefractive keratectomy: a technique for laser refractive surgery [J]. J Cataract Refract Surg, 1988, 14: 46 - 52.

[15] 中华医学会眼科学分会眼视光学组. 中国经上皮准分子激光角膜切削术专家共识(2019 年)[J]. 中华眼科杂志, 2019, 55(3): 169 - 173.

[16] Pallikaris IG, Papatzanaki ME, Siganos DS, et al. A corneal flap technique for laser in situ keratomileusis. Humanstudies [J]. Arch Ophthalmol, 1991, 109(12): 1699 - 702.

[17] Kim JY, Kim MJ, Kim TI, et al. A femtosecond laser creates a stronger flap than a mechanical microkeratome [J]. Invest Ophthalmol Vis Sci, 2006, 47(2): 599 - 604.

[18] 周紫霞, 杨亚波. 飞秒激光在眼科的应用[J]. 国外医学: 眼科学分册, 2005, 29(5): 323 - 326.

[19] Heisterkamp A, Mamom T, Kermani O, et al. Intrastromal refractive surgery with ultrashort laser pulses: in vivo study on the rabbit eye [J]. Graefes Arch Clin Exp Ophthalmol, 2003, 241(6): 511 - 7.

[20] Sekundo W, Kunert K, Russmann C, et al. First efficacy and safety study of femtosecond lenticule extraction for the correction of myopia: six-month results [J]. J Cataract Refract Surg, 2008, 34(9): 1513 - 20.

[21] Fang, Lihua, He, et al. Theoretical analysis of wavefront aberration from treatment decentration with oblique incidence after conventional laser refractive surgery [J]. Optics Express, 2010.

[22] 王雁, 赵堪兴. 飞秒激光屈光手术学[M]. 北京: 人民卫生出版社, 2014.

[23] Holden BA, Fricke TR, Wilson DA, et al. Global Prevalence of Myopia and High Myopia and Temporal Trends from 2000 through 2050 [J]. Ophthalmology, 2016, 123(5): 1036 - 1042.

［24］ Wu LJ，You QS，Duan JL，et al. Prevalence and Associated Factors of Myopia in High-School Students in Beijing［J］. PLoS One. 2015，10（3）：e0120764.

［25］ Fricke TR，Jong M，Naidoo KS，et al. Global prevalence of visual impairment associated with myopic macular degeneration and temporal trends from 2000 through 2050：systematic review，meta-analysis and modeling［J］. Br J Ophthalmol. 2018，102(7)：855 - 862.

［26］ Ohno-Matsui K，Lai TY，Lai CC，et al. Updates of pathologic myopia［J］. Prog Retin Eye Res，2016,52：156 - 187.

［27］ Sun J，Zhou J，Zhao P，et al. High Prevalence of Myopia and High Myopia in 5060 Chinese University Students in Shanghai［J］. Invest Opthalmol Vis Sci. 2012,53(12)：7504 - 7509.

［28］ Sánchez-González JM，Alonso-Aliste F. Visual and refractive outcomes of 100 small incision lenticule extractions（SMILE）in moderate and high myopia：a 24-month follow-up study［J］. Graefes Arch Clin Exp Ophthalmol，2019,257(7)：1561 - 1567.

［29］ Han T，Zheng K，Chen Y，et al. Four-year observation of predictability and stability of small incision lenticule extraction［J］. BMC Ophthalmol，2016,16(1)：149.

［30］ Xia LK，Ma J，Liu HN，et al. Three-year results of small incision lenticule extraction and wavefront-guided femtosecond laser-assisted laser in situ keratomileusis for correction of high myopia and myopic astigmatism［J］. Int J Ophthalmol, 2018,11(3)：470 - 477.

［31］ Huang JH，Ge LN，Wen DJ，et al. Repeatability and agreement of corneal thickness measurement with Pentacam Scheimpflug photography and Visante optical coherence tomography［J］. Zhonghua Yan Ke Za Zhi，2013,49(3)：250 - 256.

［32］ Ma JX，Wang L，Weikert MP，et al. Evaluation of the Repeatability and Reproducibility of Corneal Epithelial Thickness Mapping for a 9-mm Zone Using Optical Coherence Tomography［J］. Cornea，2019,38(1)：67 - 73.

［33］ 中国微循环委员会眼微循环屈光专业委员会. 中国激光角膜屈光手术围手术期用药专家共识（2019 年)［J］. 中华眼科杂志,2019,55(12)：896 - 903.

［34］ Ayaki M，Iwasawa A，Soda M，et al. Cytotoxicity of five fluoroquinolone and two nonsteroidal anti-inflammatory benzalkonium chloride-free ophthalmic solutions in four corneoconjunctival cell lines［J］. Clin

Ophthalmol，2010，4：1019 - 1024.

［35］中华医学会眼科学分会眼视光学组.我国飞秒激光小切口角膜基质透镜取出手术规范专家共识（2018 年）［J］.中华眼科杂志，2018，54（10）：729 - 736.

［36］王雁，赵堪新.飞秒激光屈光手术学［M］.北京：人民卫生出版社，2014，90 - 132.

［37］李华，王雁，窦瑞，等.飞秒激光小切口角膜基质透镜取出术后眼压测量及其影响因素分析［J］.中华眼科杂志，2016，52（1）：22 - 29.

［38］Schuster AK，Pfeiffer N，Schulz A，et al. Refractive，corneal，and ocular residual astigmatism：distribution in a German population and age dependency-the Gutenberg Health Study ［J］. Graefes Arch Clin Exp Ophthalmol，2018，256（2）：445 - 446.

［39］Damgaard IB，Reffat M，Hjortdal J. Review of Corneal Biomechanical Properties Following LASIK and SMILE for Myopia and Myopic Astigmatism ［J］. Open Ophthalmol J，2018，12：164 - 174.

［40］史策，夏丽坤，刘鹤南，等.SMILE 术后眼压测量值变化及预测［J］.中华眼视光学与视觉科学杂志，2018，20（1）：53 - 57.

［41］Ha JJ，He M. Preventing myopia in East Asia ［J］. Community eye Health，2019，32（105）：13 - 14.

［42］Ganesh S，Brar S，Arra RR. Refractive lenticule extraction small incision lenticule extraction：A new refractive surgery paradigm ［J］. Indian J Ophthalmol，2018，66（1）：10 - 19.

［43］Krueger RR，Meister CS. A review of small incision lenticule extraction complications ［J］. Curr Opin Ophthalmol，2018，29（4）：292 - 298.

［44］Zhao J，He L，Yao P，et al. Diffuse lamellar keratitis after small-incision lenticule extraction ［J］. J Cataract Refract Surg，2015，41（2）：400 - 407.

［45］Wang Y，Ma J，Zhang J，et al. Incidence and management of intraoperative complications during small-incision lenticule extraction in 3004 cases ［J］. J Cataract Refract Surg，2017，43（6）：796 - 802.

［46］中华人民共和国卫生部.分子激光角膜屈光手术质量控制［EB/OL］.（2011 - 08 - 29）［2015 - 06 - 10］.

［47］中华人民共和国卫生部.消毒技术规范(2002 年版)［EB/OL］.（2002 - 11 - 15）［2015 - 06 - 10］.

［48］Chen M，Li D. Intracapsular infection after small-incision lenticule extraction ［J］. J Cataract Refract Surg，2018，44（11）：1394 - 1395.

［49］ Ivarsen A，Asp S，Hjortdal J. Safety and complications of more than 1500 small-incision lenticule extraction procedures ［J］. Ophthalmology. 2014， 121(4)：822 - 828.

［50］ Ma J，Wang Y，Li L，et al. Corneal thickness，residual stromal thickness， and its effect on opaque bubble layer in small-incision lenticule extraction ［J］. Int Ophthalmol，2018,38(5)：2013 - 2020.

［51］ Naidoo KS，Leasher J，Bourne RR，et al. Global Vision Impairment and Blindness Due to Uncorrected Refractive Error，1990 - 2010 ［J］. Optom Vis Sci，2016,93(3)：227 - 234.

［52］ 张钰,陈跃国,杨红玉.Sirius 三维角膜地形图筛查疑似圆锥角膜的作用分析[J].中华眼科杂志,2018(1)：33 - 38.

［53］ 中华医学会眼科学分会角膜病学组.中国圆锥角膜诊断和治疗专家共识 (2019 年)[J].中华眼科杂志,2019,55(12)：891 - 895.

［54］ 陈跃国,黄锦海,王铮.Sirius 三维角膜地形图的临床应用[M].北京：人民卫生出版社,2017,33 - 38

［55］ 吴淑英,郭源芬,李筱荣.儿童低视力保健学[M].天津：天津外语音像出版社,2007,40 - 50.

［56］ 孙葆忱,胡爱莲.临床低视力学[M].北京：人民卫生出版社,2013, 142 - 172.

［57］ 王宁利.同仁视光与配镜实用技术[M].北京：人民军医出版社,2013, 74 - 77.

［58］ 赵堪兴,杨培增.眼科学(第 8 版)[M].北京：人民卫生出版社,2013, 1 - 355.

［59］ 王勤美.屈光手术学(第 3 版)[M].北京：人民卫生出版社,2017,81 - 132.

［60］ 肖国士,谢立科,潘海涛.验光与配镜必读——屈光不正诊断与矫治(修订版)[M].郑州：河南科学技术出版社,2017,50 - 173.

［61］ 呼正林,袁淑波,马林.明明白白配眼镜(第 2 版)[M].北京：化学工业出版社,2018,259 - 261.

［62］ 梅颖,唐志萍.硬性角膜接触镜验配跟我学(第 2 版)[M].北京：人民卫生出版社,2018,1 - 204.

［63］ 梅颖,唐志萍.视光医生门诊笔记[M].北京：人民卫生出版社,2018, 90 - 112.

［64］ 呼正林,袁淑波,马林.眼科·视光-屈光矫正学[M].北京：化学工业出版社,2019,134 - 168.

［65］ Wiesel TN，Raviola E. Myopia and eye enlargement after neonatal lid fusion in momkeys [J]. Nature，1977,266(5597)：66 - 88.

[66] Wallman J，Gottlieb MD，Rajaram V，et al. Local retinal regions control local eye growth and myopia [J]. Science，1987,237(4810)：73 - 77.

[67] Schwartz M，Haim M，Skarsholm D. X-Iinked myopia：Bomholm eye disease. Linkage to DNA makers on the distal part of Xq [J]. Clin genet，1990,38(4)：281 - 286.

[68] Rickers M，Schaeffel F. Dose-dependent effects of intravitreal pirenzepine on deprivation myopia and lens-induced refractive errors in chickens [J]. Exp Eye Res，1995,61(4)：509 - 516.

[69] Young TL，Renan SM，Drahozal LA，et al. Evidence that a locus for familial high myopia maps to chromsome 18p [J]. AM J Hum Genet，1998,63(1)：109 - 119.

[70] Young TL，Ronan SM，Alvear AB，et al. A second locus for familial high myopia maps to chromosome 12q [J]. AM J Hum Genet，1998,63(5)：1419 - 1424.

[71] Cottriall CL，Truong HT，Mcbrien NA. Inhibiton of myopis development in chicks using himbacine：a role for M(4) re-ceptors [J]. Neuroreport，2001,12(11)：2453 - 2456.

[72] Naiglin L，Gazagne C. Dallongevlle F，et al. A genome wide scan for familial high myopia suggests a novel locus on chromosome 7q36 [J]. J Med gener，2002,39(2)：118 - 124.

[73] Mutti DO，Mitchell GL，Moeschberger ML，et al. Parental myopia，near work，school achievement，and children's refractive error [J]. Invest Ophthalmol Vis Sci，2002,43(12)：3633 - 3640.

[74] Saw SM，Zhang MZ，Hong RZ，et al. Near-work activity，night-lights，and myopia in the Singapore-China study [J]. Arch Ophthalmol，2002,120(5)：620 - 627. DOI：10. 1001/archopht. 120. 5. 620.

[75] Paluru P，Renan SM，Heon E，et al. New locus for autosomal dominant high myopia maps to the long arm of chromosome 17 [J]. Invest Ophthalmol Vis Sci，2003,44(5)：1830 - 1836.

[76] 洪慧,张薇,刘萍. 近视眼的发病机制[J].医学临床研究,2004,21(7)：796 - 798.

[77] Stamblian D，Ibay G，Reider L，et al. Genomewide Iinkage scan for myopia susceptibility loci among Ashkenazi Jewish families shows evidence of linkage on chromosome 22ql2 [J]. Am J Hum genet，2004,75(3)：

448－459.

［78］ Fallin MD，Lasseter VK，Wolyniec PS. Genomewide linkage scan for schizophrenia susceptibility loci among Ashkenazi Jewish families shows evidence of linkage on chromosome 10q22［J］. Am J Hum Genet，2003，73 (3)：601－611.

［79］ Fan DS，Lam DS，Lam RF，et al. Prevalence，incidence，and progression of myopia of school children in Hong Kong［J］. Invest Ophthalmol Vis Sci，2004，45(4)：1071－1075.

［80］ 吉红云,李春霞,汪芳润.哌仑西平抑制实验性近视眼的研究进展［J］.眼科新进展,2005,25(5)：461－463.

［81］ 王海英,赵堪兴.屈光参差的研究进展［J］.国际眼科纵览,2006,30(3)：187－190.

［82］ 吉红云,李春霞,汪芳润.哌仑西平抑制实验性近视眼的研究进展［J］.眼科新进展,2005,25(5)：461－463.

［83］ Tang WC，Yip SP，Lo KK，et al. Linkage and association of myocilin (MYOC) polymorphisms with high myopia in a Chinese population ［J］. Mol Vis，2007，13：534－544.

［84］ 王飞,卢奕,蒋永祥,等.角膜地形图中非白内障人群和年龄相关性白内障患者角膜散光的分析［J］.中华眼视光学与视觉科学杂志,2008,10(5)：380－382.

［85］ Ashby R，Ohlendorf A，Schaeffel F. The effect of ambient illuminance on the development of deprivation myopia in chicks［J］. Invest Ophthalmol Vis Sci，2009，50(11)：5348－5354.

［86］ Han W，Leung KH，Fung WY，et al. Association of PAX6 polymorphisms with hish myopia in Han Chinese nuclear families［J］. Invest Ophthalmol Vis Sci，2009，50(1)：47－56.

［87］ Nishizaki R，Ota M，Inoko H，et al. New susceptibility locus for high myopia is linked to the uromodulin·like 1(UMODLl) gene region on chromosome 21q22.3.3［J］. Eye(London)，2009，23(1)：222－229.

［88］ 彭华琮,袁媛,刘保松.湖北地区中老年白内障人群角膜散光流行病学调查［J］.国际眼科杂志,2010,10(4)：736－738.

［89］ 李文涛,杨智宽.多巴胺在近视中的作用［J］.中华眼视光学与视觉科学杂志,2011,13(5)：397－400.

［90］ 杨波,李伟力.近视眼配镜矫治的方法与发展［J］.国际眼科杂志,2011,11 (11)：1947－1949.

［91］Cohen Y，Belkin M，Yehezkel O，et al. Dependency between light intensity and refractive development under light-dark cycles［J］. Exp Eye Res，2011,92(1)：40－46.

［92］Lim HT，Yoon JS，Hwang SS，et al. Prevalence and associated sociodemographic factors of myopia in Korean children：the 2005 third Korea National Health and Nutrition Examination Survey（KNHANES III）［J］. Jpn J Ophthalmol，2012,56(1)：76－81.

［93］Cohen Y，Peleg E，Belkin M，et al. Ambient illuminance，retinal dopamine release and refractive development in chicks［J］. Exp Eye Res，2012,103：33－40.

［94］洪梅婷,窦思东.针灸治疗青少年近视的临床研究［J］.健康研究,2012,32(6)：468－470.

［95］贾琰,周激波.高度近视遗传学研究进展［J］.中华眼视光学与视觉科学杂志,2013,12(1)：760－762.

［96］常云鹏,耿瑞荣,张艳霞.眼穴按摩配合中药热敷治疗儿童近视疗效观察［J］.中国保健营养,2013,23(8)：2147－2148.

［97］Cui D，Trier K，Munk Ribel-Madsen S. Effect of day length on eye growth，myopia progression，and change of corneal power in myopic children［J］. Ophthalmology，2013,120(5)：1074－1079.

［98］李彦,赵淼焱,闫丽.角膜塑形镜控制青少年近视进展的临床观察［J］.临床眼科杂志,2013,21：552－554.

［99］Mirshahi A，Ponto KA，Hoehn R，et al. Myopia and level of education：results from the Gutenberg Health Study［J］. Ophthalmology，2014,121(10)：2047－2052.

［100］王军良,龚莹莹,辜臻晟.环境和遗传因素对近视眼的影响［J］.国际眼科纵览,2015,39(2)：134－139.

［101］王洁,吴章友,朱子诚.近视的治疗及其预防的研究进展［J］.实用防盲技术,2015,10(2)：84－87.

［102］Hua WJ，Jin JX，Wu XY，et al. Elevated light levels in schools have a protective effect on myopia［J］. Ophthalmic Physiol Opt，2015,35(3)：252－262.

［103］向圣锦,窦仁慧,杨凯文,等.眼周穴位按摩联合中药敷对青少年低度近视并视疲劳患者眼调节功能的影响［J］.中医杂志,2015,56(6)：496－499.

［104］杜玲芳,武正清,何芳,等.两种矫正方式对调节滞后量和调节灵敏度的对比研究［J］.临床眼科杂志,2015,23：52－55.

[105] 周建兰,谢培英,王丹,等.青少年高度近视眼患者长期配戴角膜塑形镜的
效果观察[J].中华眼科杂志,2015,51:515-519.

[106] 靳晨晨,丁涛,张阳,等.眼部按摩法配合药物治疗青少年假性近视60例
疗效观察[J].中医药临床杂志,2015,27(8):1148-1149.

[107] 柴芳芳.针刺配合梅花针治疗青少年假性近视疗效分析[J].亚太传统医
药,2016,12(3):103-104.

[108] 李娜,王剑锋.青少年近视矫治方法研究进展[J].临床眼科杂志,2016,24
(1):91-94.

[109] 赵宏伟,黄一飞.光照与近视发生发展的关系[J].国际眼科杂志,2016,16
(1):74-76.

[110] Rudnicka AR, Kapetanakis VV, Wathern AK, et al. Global variations
and time trends in the prevalence of childhood myopia, a systematic
review and quantitative meta-analysis: implications for aetiology and early
prevention [J]. Br J Ophthalmol, 2016,100(7):882-890.

[111] 肖林,吴茜茜,张丽霞,等.借鉴中医学理论开启现代医学在青少年近视眼
防控中的重新定位与创新发展[J].中华眼科医学杂志(电子版),2017,7
(1):6-11.

[112] 肖蕾.青少年近视防治研究进展[J].中医眼耳鼻喉杂志,2017,7(4):
238-240.

[113] 王丽.角膜塑形镜和框架眼镜治疗青少年近视患者的疗效观察[J].河北
医药,2017,39(11):1619-1622.

[114] 李晓清,张鹏.青少年近视治疗的研究进展[J].国际眼科纵览,2017,41
(3):210-214.

[115] 肖林,吴茜茜,张丽霞,等.借鉴中医学理论开启现代医学在青少年近视眼
防控中的重新定位与创新发展[J].中华眼科医学杂志(电子版),2017,7
(1):6-11.

[116] 中国医学装备协会眼科专业委员会.儿童青少年近视眼检测与防控的应
用标准[J].中华眼科医学杂志(电子版)2018,8(6):276-288.

[117] 李莹.重视激光角膜屈光手术快速发展中的手术并发症问题[J].中华眼
科杂志,2018,54(10):721-725.

[118] 王国凡,等.试论运动康复对于儿童青少年近视眼的防治[J].教育现代
化,2018,5(52):383-386.

[119] 许迅,何鲜桂.加强对近视眼病理性演变规律的认识[J].中华眼科杂志,
2019,55(10):721-725.

[120] 中华医学会眼科学分会斜视与小儿眼科学组.中国儿童睫状肌麻痹验光

及安全用药专家共识(2019 年)[J]. 中华眼科杂志,2019,55(1)：74 - 76.

[121] 赵世强,王冰,齐林嵩,等. 重视屈光不正的矫正规律及操作实践[J]. 中华
眼科医学杂志(电子版),2019,9(3)：129 - 133.

[122] 孙璐,宋红欣. 重视青少年角膜塑形镜的规范验配、正确护理及并发症的
治疗[J]. 中华眼科医学杂志(电子版),2019,9(6)：321 - 327.

[123] 刘真,韩云飞,高宁,等. 0.01％阿托品控制青少年近视疗效分析[J]. 山西
医药杂志,2020,49(5)：591 - 592.